U0296224

转化医学出版工程

转化医学的国际视角

——是什么？为什么？怎么办？

主编 【美】巴伯拉·阿尔文（Barbara Alving）

戴尅戎（Kerong Dai）

陈庆铿（Samuel H. H Chan）

主译 戴尅戎

上海交通大学出版社

内容提要

　　本书以国际的视角从转化医学的概念、知识架构、合作模式、发展策略及现状、在产业发展中的应用评估，以及国际前景等方面进行概述，整合了美国、中国等多个国家的研究现状，包括中国台湾地区的私人基金的赞助、建立产-学合作伙伴等信息。

　　本书适用于转化医学研究领域的相关工作者，以及对该领域感兴趣的大众。

图书在版编目(CIP)数据

　　转化医学的国际视角:是什么? 为什么? 怎么办? /(美)阿尔文(Alving, B.)
等主编;戴尅戎译.—上海:上海交通大学出版社,2016
　　(转化医学出版工程)
　　ISBN 978 - 7 - 313 - 14781 - 3

　　Ⅰ.①转… Ⅱ.①阿…②戴… Ⅲ.①医学—研究 Ⅳ.①R

中国版本图书馆 CIP 数据核字(2016)第 072378 号

Alving, B.; Dai, K.; Chan, S. H. H. (eds): Translational Medicine-What, Why and How: An International Perspective. Translational Research in Biomedicine, Vol. 3, ISBN: 978 - 3 - 318 - 02284 - 1. © Copyright 2013 by S. Karger AG, Allschwilerstrasse 10, CH - 4009 Basel, Switzerland: "This book has been translated from the original by Shanghai Jiao Tong University Press. S. Karger AG, Basel cannot be held responsible for any errors or inaccuracies that may have occurred during translation. THIS BOOK IS COPYRIGHT-PROTECTED. PLEASE NOTE THAT ANY DISTRIBUTION IN WHOLE OR IN PART REQUIRES WRITTEN CONSENT FROM S. KARGER AG, BASEL."

上海市版权局著作权合同登记号:图字:09 - 2013 - 96

转化医学的国际视角——是什么? 为什么? 怎么办?

主　　编:Barbara Alving　戴尅戎　Samuel H. H. Chan　　　译　者:戴尅戎
出版发行:上海交通大学出版社　　　　　　　　　　　　　　地　址:上海市番禺路 951 号
邮政编码:200030　　　　　　　　　　　　　　　　　　　　电　话:021 - 64071208
出 版 人:韩建民
印　　制:苏州市越洋印刷有限公司　　　　　　　　　　　　经　销:全国新华书店
开　　本:710mm×1000mm　1/16　　　　　　　　　　　　印　张:10.5
字　　数:166 千字
版　　次:2016 年 6 月第 1 版　　　　　　　　　　　　　　印　次:2016 年 6 月第 1 次印刷
书　　号:ISBN 978 - 7 - 313 - 14781 - 3/R
定　　价:48.00 元

版权所有　侵权必究
告读者:如发现本书有印装质量问题请与印刷厂质量科联系
联系电话:0512 - 68180638

转化医学出版工程丛书

总 主 编　陈 竺　沈晓明
执 行 主 编　陈赛娟　戴尅戎
总 顾 问　马德秀
学术总顾问　王振义

学术委员会名单（按汉语拼音排序）

曾益新　北京医院,中国科学院院士

赵春华　中国医学科学院/北京协和医学院,教授

赵玉沛　中国医学科学院/北京协和医学院,中国科学院
院士

钟南山　广州医科大学附属第一医院,中国工程院院士

学 术 秘 书

王一煌　上海交通大学系统生物医学研究院,教授

转化医学的国际视角
——是什么？为什么？怎么办？

主　编

　　　　Barbara Alving，MD

　　　　军事卫生服务大学

　　　　格兰布鲁克路 7118 号

　　　　马里兰州贝塞斯达，美国（20814）

　　　　戴尅戎，MD

　　　　干细胞与再生医学临床转化中心

　　　　上海交通大学医学院附属第九人民医院

　　　　上海，中国

　　　　Samuel H. H. Chan，PhD

　　　　生物医学转化研究中心，长庚纪念医院

　　　　台北路 123 号，高雄，中国台湾（83801）

主　　译　戴尅戎

参译人员（上海交通大学医学院附属第九人民医院）

　　　　（按汉语拼音排序）

　　　　李　扬　李昊伟　乔之光　万大千

　　　　王　燎　杨　飞　张恒辉

一　　校　徐　绮　杨　飞　殷　宁

二　　校　戴尅戎

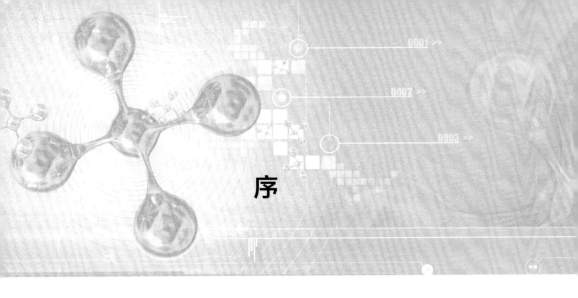

序

　　《生物医学转化研究》系列专著致力于传播当代生物医学领域中与转化研究相关的重要信息,本书为该系列的第三卷。从本书开始,《生物医学转化研究》系列将在长庚医疗财团法人(中国台湾地区)的慷慨赞助下出版,这标志着专著系列进入了一个新的里程碑。得益于长庚的赞助,将会大幅缓解科学出版目前所面临的日益增长的财政压力,同时也能够使我们更加及时地关注出版事业以及转化医学领域的重要课题。

　　撰写本书的初衷是希望使之成为转化医学领域的一本关键参考书。在过去的十年里,"转化医学"(Translational Medicine)已经成为整个医学界乃至其他领域家喻户晓的名词。而进一步审视后我们会发现,从政治演讲家的纯粹说辞、企业家或者投资者的摇钱树,到针对健康问题的严谨治疗方案,"转化医学"的含义被各行各业诠释地越来越宽泛。有感于此笔者认为,尽管时下有关转化医学的观念如此多元化,究其原因却是对于"是什么""为什么"以及"怎么办"三个问题缺乏统一全面的认识。而本书正是基于国际视野,着力于填补这方面的认知空白。

　　在此,我要向 Barbara Alving 博士和戴尅戎院士表达深深的敬意,正是他们的耐心和不懈努力造就了这本与时俱进的著作《转化医学的国际视角——是什么? 为什么? 怎么办?》。最后还要感谢我亲爱的老友 Thomas Karger 博士,凭借他的远见、热情和全力支持,《生物医学转化研究》系列专著最终得以成功出版。

生物医学转化研究丛书主编:Samuel H. H. Chan(高雄)

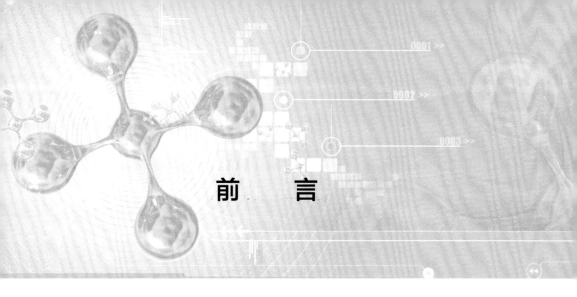

前 言

　　在时下的科学界,转化医学是一个众所周知的名词,然而鲜有著作能够从"是什么""为什么"和"怎么办"这三个角度对转化医学概念进行阐述,尤其是以国际视角来看待这个问题。在本书中,由著名专家运用其多元化的经验撰写而成的14个章节将详细阐释3个主题:"什么是转化医学?""为什么政府、研究机构以及其他组织投资转化医学?""如何在国际间实践转化医学?"只有这样,我们才能将这本书打造成为转化医学领域的关键参考书。

　　在此,向所有愿意为本书贡献他们宝贵意见的作者们以及赞助《生物医学转化研究》系列专著的台湾长庚医疗财团法人,致以最诚挚的敬意!

本书主编　Barbara Alving(马里兰州贝塞斯达)

戴尅戎(上海)

Samuel H. H. Chan(高雄)

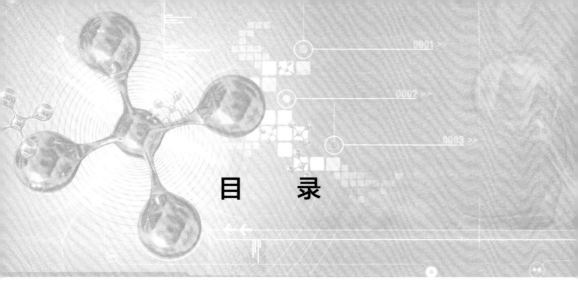

目　录

转化医学的"是什么"和"为什么"

Barbara Alving[a]，戴尅戎[b]，Samuel H. H. Chan[c]

[a] 美国马里兰州，贝塞斯达，军事卫生服务大学；[b] 中国上海，上海交通大学医学院，干细胞与再生医学临床转化中心；[c] 中国台湾高雄，长庚医学中心，生物医学转化研究中心

摘要 <<<

　　在过去的六年中，许多国家都已经接受了转化医学这一全新的概念。何谓"转化医学"？简而言之，就是通过一种有效、经济的方式将基础与临床研究成果转化为产品和实践，以提升对患者和社区疾病的预防和治疗策略。尽管目前各个国家和研究机构在转化研究领域上各有侧重，但是得益于国际间语言的翻译和交流，各方分享信息和实践的能力也都在逐步提升。

Barbara Alving，MD
美国马里兰州贝塞斯达，格兰布鲁克路 7118 号，军事卫生服务大学(20814)
E-mail：alving@alving.org

转化,即知识、科学发现和实践从一个领域转移到另一个领域,是科学研究进程中的一个重要环节。比如,工程学培训的固有部分之一就是最终转化出产品,这一点是毋庸置疑的。在过去60年间,生物医学研究人员在美国国立卫生研究院(National Institutes of Health,NIH)的鼓励和资助下,一直将主要精力放在基础科学上。在学术健康中心(Academic Health Centers,AHCs),研究者往往能够依靠个人文章发表的数量以及获取NIH经费的能力得到晋升。他们相信其他学科或者组织(如工业)终将对自己的研究成果产生兴趣并开发利用。而负责批准给NIH拨款的美国国会对转化研究也非常热衷,并且强制要求每年必须将2.5%的NIH预算用于小企业的创新研究。1980年通过的贝-多法案还规定,由联邦资助的科学研究项目最终产生的发明成果,相关的大学、小企业以及非营利机构均享有专利所有权。法案还要求,这些研究机构必须与发明者分享专利权费。这一法案所界定的行为准则非常明确,得益于此,现在的研究人员能够以公私合作的方式在他们所在的机构开展研究工作。然而,美国的AHCs开展的转化研究在早期并未得到鼓励和资助,直到Elias Zerhouni上任并管理NIH,宣布为大型的临床和转化科学基金(Clinical and Translational Science Awards,CTSAs)项目提供资金后,情况才有所改观。在2006—2011年间,共计有60家美国AHCs获得CTSAs奖励,资助期限为5年,到期后需要再次申请并重新竞争[1]。获奖的AHCs都加强了基础研究设施的建设,以期通过更加有效和经济的方式将基础研究成果转化为新的预防和治疗策略。而远在中国大陆,自2006—2011年年初,共发展了超过34家转化研究中心;截至2011年底,共计有51家转化中心落成。这些中心都具有较强的跨学科研究能力,并且特定的中心往往侧重于研究某些特定的专业领域[2,3]。

1 什么是转化医学

在美国,一般都认为转化医学是NIH大力资助的一个庞大的研究项目,而事实上转化医学也是一种文化、一种理念。转化医学可以被视作一种努力,力图通过一种有效、经济的方式将基础研究成果推广到临床前研究、临床研究甚至是社区应用。在全面提升预防实践水平以及开发新型药物和治疗设施之后,健康事业的长足发展也就是转化医学的归宿。从广义上来讲,当我们在规定现代意义上的医疗范畴时[5],转化医学可以作为连接基础-临床-基础的一条重要途径,用以促进临床前和临床领域之间的联系和交流[4]。目前,转化医学研究活动日趋复杂且不局限于 AHCs 内,许多研究还涉及与私营企业、公司、投资商、患者利益团体等开展合作,甚至一些主管资助或监管转化研究的政府部门也牵涉其中[6, 8]。这种大合作局面的关键优势在于能够训练研究者们以跨学科团队的形式进行转化研究。

近期 Trochim 等人[9]发表了一篇文章,对过去 10 年间关于转化研究的分期或阶段的不同定义方法进行了综述。文章指出,大多数作者将转化研究的第一阶段(T1)定义为在实验室研究与临床试验早期阶段之间建立联系,将早期阶段研究扩展到大型临床试验的时期被定义为第二阶段(T2),临床效果和转化应用研究为第三阶段(T3),而第四阶段(T4)意味着整个转化环路的闭合,研究者可以选择再次以实验室为起点进行新转化研究,并确认后续需要的研究方向,也可以选择另一条途径——"成果再研究"[7, 9]。然而,这些阶段都是人为划分的,并不能真实反映基础和临床研究以及将其纳入临床实践过程中的反复性和复杂性。之所以对临床和转化研究的不同阶段进行定义,最具说服力的理由就是为了评估和分配资源。为了满足这些需求,相比于宽泛的分期方法,我们更希望建立一种"进程指标"模型[9],通过对整个转化研究连续进程中某些特定的可定义的指标进行确认,最终达到对研究进程进行评估和监控的目的。Kane、Rubio 和 Trochim 将在他们撰写的内容中具体阐释在评估过程中进程指标模型的使用方法。

2　为什么政府、研究机构和其他组织投资转化医学

现在世界各国都意识到,可以用一种更为有效、经济的方式将基础实验研究转化为新的治疗手段和预防策略,从而提高全民健康水平。

在如今这个日益复杂的科学时代,迫切需要越来越多的跨学科团队,包括临床与基础研究人员、信息学专家、生物工程师、生物统计学家以及公共卫生、伦理学、法律、市场等方面的专家。转化医学研究中心的生物医学研究人员必须接受相关的专业培训,包括一些有效药物的成分、实验设备的构成以及生物标志物的最新研究进展。此外,还要求研究员们能够敏锐地发现与某些特定疾病相关的新型药物或者生物标志物的潜在商业价值。在许多转化中心,技术转让办公室往往负责制定培训内容,拟定合作章程以及营造能够促进公私合作的环境。为了提高效率,美国 CTSA 机构也已经开始与商学院共同合作,针对他们的研究项目,积极学习如何制定研究相关的商业计划以及高效运转模式。而在中国大陆,各种临床和转化研究培训计划也纷纷被制定出来,用以落实转化医学理念、传授海外经验以及指导建设转化医学平台。为了让读者对全球各地的转化医学培训活动有一个更加全面的认识,本书将重点介绍英国、中国台湾地区、中国大陆和美国等地的相关培训及人力发展状况。

转化医学中心的职能就是为研究者提供各种服务,协调项目团队的多方利益以及构建动态的基础架构。每个中心还为研究者们提供了一个"家",在那里他们可以根据自己的临床研究需求寻求帮助,比如说生物统计学和实验方案相关的咨询服务,如何准备上交给审查委员会审查的文件等。研究者们设计并开展高质量的临床研究往往需要大量资源,因此源源不断的资金对于转化医学中心来说也是不可或缺的。而实现这一目的的重要途径之一就是建立一套良好的成本回收流程[10]。尽管目前多数 AHCs 的资源整合度都不及 CTSA,但是他们的很多资源也能组织得很好,并且可以提供给不同专业背景的研究者。现在许多研究者也在接受正规的培训,学习如何使用这些资源。目前针对临床试验而开发的信息工具,美国本土和其他国家的任何研究机构都可以共享。

由于多数大型制药公司所资助的研究项目都是跨国性的,因此相关政策在本国大学间和国家间能够互认并共享,极大地促进了国际间的合作。美国 NIH 资助的也多是跨国性的临床项目,其主要目的在于保证病例总数以及人种多样性。就监管层面而言,合作和培训事宜主要在美国的食品和药物管理局(Food and Drug Administration,FDA)和中国的国家食品药品监督管理总局(China Food and Drug Administration,CFDA)进行,印度和其他国家也都已经开展。

3 如何在国家间实践转化医学

本书的所有内容都在阐述转化医学的"怎么办"问题。一个国家或者机构如何确立转化医学研究的实践目标? 一个机构或者投资者如何去评估这些实践,如何去看待他们投资后的产出价值? 一个机构如何确保基础科学家和临床研究者之间是以一种富有成效的方式共同合作? 绝大多数临床医生都没有时间和精力直接参与到研究当中,为了缓解临床医生的时间压力,机构如何安排好有效研究时间? 如何确保科学家、护士以及其他人员在接受培训后能够更多地参与临床研究? 在美国,由霍华德-休斯医学研究所资助的"Med-Into-Grad"项目成功地解决了临床研究者的短缺问题。在他们的项目中,非医学人士能够有机会参与学习医学课程,并且能够跟随临床医生一起照料患者,从而更加直观地发现一些亟待解决的临床问题。

而当研究者着手探索传统领域和学科以外的世界时,强有力的国家或机构层面的转化理念能够为他们提供更多的便利和动力。坚实可靠的基础设施能够推动培训进程,支持知识产权的发展、鼓励跨学科的公私合作能为研究者提供信息学工具以精简临床研究流程,这些都大大促进了创新的发展。信息学发展所带来的机遇造就了合作和联系的黄金十年,也因此促成了转化研究的长足发展。

转化理念和实践的一个显著特征就是没有"终点"。因此,转化研究中心与企业相似,无论是对于新产品还是新的治疗策略,又或是能够满足患者和社区最大需求的一种新的护理方式,它都在无时无刻地鼓励创新。在近期《哈佛商业评论》中的一篇题为《管好你的创新投资组合》的文章中,作者强调在公司内 70％的创新投资都是常规的核心投资,20％投向不确定领域,还有 10％是高风险的转型投资[11]。对于公司的健康发展来说,转型措施是至关重要的,并且资金应该来源于外部预算周期。而对于 AHCs,这些资金应该来自于机构或者其他来源而不是政府。作者还指出,在研究的早期阶段就应该以"非财政收益"为准则,首先孵化出一些有前景的想法,然后以此作为方向进行深入研究。

在理想情况下,各个国家对转化医学的重视将大大促进高效的研究者人际网络的形成,这些研究者不仅专注于自己的专业领域,同时也受到国际间共同政策以及综合信息系统的支持。另外,无论从人事还是设施方面,研究者所属机构提供的临床研究资源都能给他们带来较大裨益,从而有效提高研究效率和质量,造福于广大患者和社区。

参考文献

[1] Zerhouni EA. Translational and clinical science—time for a new vision [J]. N Engl J Med,2005,353:1621-1623.

[2] Dai K. The development strategy of translational research based on China's current national situation//Sanders S. 2011 Sino-American Symposium on Clinical and Translational Medicine [M]. Washington:Science AAAS,2011,13.

[3] Dai K,Yang F. Reflections on building translational medicine platform//Dai K. Translational medicine:the concept,strategy and practice [M]. Xi'an:Fourth Military Medical University Press,2012:183-189.

[4] Hörig H,Pullman W. From bench to clinic and back:perspective on the 1st IQPC Translational Research Conference [J]. J Transl Med,2004,2:44-51.

[5] Sonntag KC. Implementations of translational medicine [J]. J Transl Med,2005,3:33-35.

[6] Portilla L,Alving B. Reaping the benefits of biomedical research:partnerships required [J]. Sci Transl Med,2010,2:1-3.

[7] Shekhar A,Denne S,Tierney W,et al. A model for engaging public-private partnerships [J]. Clin Transl Sci,2011,4:80-83.

[8] Collins FS. Reengineering translational science:the time is right [J]. Sci Transl Med,2011,3:1-6.

[9] Trochim W,Kane C,Graham MJ,et al. Evaluating translational research:a process marker model [J]. Clin Transl Sci,2011,4:153-162.

[10] McCammon MG, Fogg TT, Jacobsen L, et al. From free to free market: cost recovery in federally funded clinical research [J]. Sci Transl Med, 2012,4:1 - 5.

[11] Nagji B, Tuff G. Managing your innovation portfolio [J]. Harvard Business Rev, 2012,5:66 - 74.

健康科学体系下的伙伴关系模式：
大规模实现从研究发现到临床医疗的连续性

David Fish, Cyril Chantler, Ajay K. Kakkar, Richard Trembath, John Tooke,伦敦大学学院合作伙伴代表

英国伦敦,UCLPartners 学术健康科学联盟

摘要 <<<

　　医学学术中心（Academic Medical Centres，AMCs）将实验室研究转化成为临床成果。伦敦大学学院合作组织（University College London Partnership, UCLP）进一步将已经证实的治疗干预措施转化成为人口健康收益和财富创造。自2009 年以来,伦敦大学学院合作组织从 5 所合作机构扩增到9 所高校、16 家大型医院、若干社区及心理健康组织,其年预算高达 15 亿美元,雇佣医务人员达到 7 万人次,服务于当地 600万人口。UCLP 是一个"不以营利为目的"的组织,致力于为合

Prof. David Fish, MD
UCLPartners 学院健康科学联盟
英国伦敦 W1T 7HA,170 托特纳姆法院路
E-mail：david. fish@uclpartners. com

作伙伴提供服务并担任促成者的角色。对于 UCLP 而言，合作的理念至高无上，彼此的进步应该建立在共同愿景、相互信任和公开透明之上，而不是仅仅依靠自主合作组织间签订的一纸合同。得益于以上的努力，我们已经在一些重要的疾病领域（如哮喘和癌症等）取得了一系列切实的成果。UCLP 还负责有关研究生的临床教育和领导力开发工作。未来十年内，医疗服务行业仍可能会出现一些预期中的变化，只有坚持培养医疗人才，才能够满足患者和组织机构在不同情况下的需求，同时也能够促使合作伙伴们达成共同的愿景。

目前，如何为本国国民提供高质量和高性价比的医疗服务已成为世界上所有国家面临的一个巨大挑战。随着人口结构发生变化，慢性和退行性疾病的发生率逐步上升，加之技术水平蓬勃发展所带来的成本损耗，都为我们迎接挑战增添了难度，尤其是目前不容乐观的全球经济前景，更是使这个问题愈加严重。尽管医学的进步来源于对疾病生物学基础更为深刻的认识，但是人们也日渐了解到，要解决慢性病以及多种疾病并发的问题，还需要将医学进步与个人的生活方式和健康的社会决定因素相结合。

2009 年，在历经了国际间同行质量审议、医学研究的广度和规模审查以及对各中心开展的诊疗和学术活动一致性评审等一系列严格的审批程序后，英国卫生署最终指定 5 所学术健康联盟机构作为健康科学学术中心（Academic Health Science Center，AHSC）。与此遥相呼应的是，Dzau 等人[1]发表了一篇原创性文章，他们认为目前许多健康研究和发展方向存在偏差。晚期疾病的研究一直是 AHSC 在 20 世纪的重中之重。随着人口老龄化形势愈加严峻，预防保健在减轻慢性病负担方面的重要性愈加明显，个性化医疗或可预测性医疗的发展潜力不断扩大，医疗成本日益高昂以及在卫生保健可及性和健康效果方面的差距也愈来愈显著。针对这些问题，AHSC 并没有给出理想的解决方案。Dzau 等还指出，许多国家的社区、一级、二级和三级医院的延续性护理仍有欠缺，而对于上述问题来说无疑更是雪上加霜。最终作者认定,健康科学学术"系统"将是最理想的系统整合者,通过发展"基础发现-诊疗应用连续统一体",能够有效地缩小转化方面的差距,并在人群水平上将研究证据转化为医疗实践。

这一愿景与英国国家健康研究学会加快"发现-实践"转化速度的目的不谋而合。在英国,国家健康研究学会先后在一些生物医学中心和机构上投资了 8 亿英镑,这些机构都致力于研究实验医学,以期缩小实验室研究与人体试验验证之间的差距,力图与产业联系更为紧密。目前,多数资源都集中在 5 个 AHSC。然而,将新的治疗手段转化成为主流的临床诊疗实践,并在人群和社区中推广以期获得最佳使用效果的过程,仍将面临严峻的挑战。一般而言,从治疗手段被证实有效到广泛采用大约需要 17 年的时间,已经通过验证的干预措施的传播时间大约是所需时间的 3%,而在获得和接受医疗护理并取得一定疗效的过程中,各方也存在显著差异[2]。实际上,就医疗保健服务的提供过程而言,其可靠性明显低于其他行业,并且现有的医疗保健生物医学模式还不足以解释并缩小二者之间的差距。

业界普遍认为,目前还没有哪个独立的、理想的组织模式能够执行 Dzau 等人提出的设想[1]。2011 年,Daniels 和 Carson 在发表的一篇文章中阐释了两种模式[3]:一种是逐项明确的契约关系模式,另外一种则是"个体单位"模式(接受常规管理的特定大学或者医院)。在历经 3 年实践之后,我们在本文中将介绍由上述模式演变过来的第三种模式,它植根于正式的合作伙伴关系,不仅涵盖了健康体系中的所有参与者,而且还保留了个体的自主性。

1 合作模式

伦敦大学学院合作组织(University College London Partnership, UCLPartners)成立于 2009 年,最初是作为一所大学和四所教学医院(包括两所专科医院和两所综合医院,每所医院都承担科研和教学任务)之间的合作伙伴关系,其组织形式是在其法人-"非营利"股份有限公司(无股东)的担保下正式确立的。从此以后,系统内部的合作日益密切,合作理念发生了转变并且已经广为传播。正因如此,合作范围已经拓展到所有领域,包括急救/专科医院、精神卫生服务中心、社区服务机构以及7所高校(每年总财政收入达到150亿美元)。这些合作单位雇佣的医务人员超过7万人次,覆盖超过500万人口基数群体,横跨40%的伦敦及周边县市区域(见 http://www.uclpartners.com)。

UCLPartners 采用一种颇具规模的募资系统,致力于提高人群整体健康水平,促进健康事业发展,这些都被认为是患者每一英镑的消费所带来的结果[4]。人口覆盖面的有效整合也满足了多种科研需求:一些具有合适表型和(或)基因型的患者和团体有机会参与到一些科学研究当中,并且能够扩大后续进展的影响。无论是对罕见病一般特征的探索,还是对常见病异质性的研究,如此庞大的研究对象规模都是至关重要的。

考虑到将实验研究转化为诊疗实践这一公认的难题[2,5],从一开始我们就设立了一个循证项目,即通过在伦敦大学学院合作组织支持的50多个项目,开发和测试我们系统的一些性能,包括更快的新疗法和创新转化速度以及更高效的申请、接受和完善流程(http://www.uclpartners.com/our-work/)。这些项目及其负责人都是通过层层选拔的竞争选出,选拔的依据主要是评估他们所申请的项目对提高我们所服务人群的治疗和健康水平上的发展潜力。项目的管理则包括四个关键部分:机构自主权、一致性、合作性以及"退出策略"(嵌入和释放新的创新点,而不是集中控制创新的常规使用)。

2 机构自主权

UCLPartners 是自主医疗保健机构与高等教育机构之间的一种合作伙伴关系,相比于个体或者依靠契约维系的联合体,该机构的共同愿景就是发掘医疗保健价值,并且共同致力于创造财富。这种方式能够通过明确任务、营造同行压力以及调整医疗和学术系统内资源等方式,迅速调动人力和资源以实现转型和变革。此外，正如在其他行业中许多相互关联公司成功组成了"产业群"（如波士顿生物技术产业群）一样，UCLPartners还能够保持其自主性，在合作与竞争的同时促进创新发展且提升业绩[6]。比如，尽管我们的合作机构们根据患者和人群的需求共同建立了一个综合癌症系统，但是在系统内他们仍然会不遗余力地为了各自的市场份额展开竞争。

因此，我们的合作方式并非是为了完全取代目前既存的两种服务模式——单机构独立运行或者直接与另一机构展开合作（实际上这两种方式都是可行有效的），而是在充分利用合作伙伴共同行动所带来的优势时，为那些需要更高效率的计划或者亟须大规模调整的体系提供一种传统方式所不能企及的途径（见图1）。

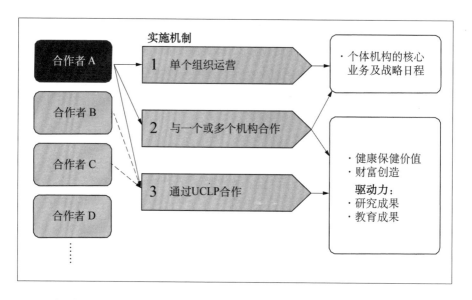

图1　对于每一个合作伙伴而言，都有3种不同的服务方式。对于合作者而言，他们把大部分资源和注意力都集中在提供自己的核心业务上，彼此之间都保持一定的自主性，并对他们隶属的董事会负责。与其他机构合作不仅能加快自己的进程，而且有时候能够给患者和人群带来更多利益。UCLPartners核心关注点在于为合作机构提供一系列有效的机制来支持为患者和人群提供健康收益，并对增加财富创造等新的焦点给予更多关注。而合作者之间跨越传统界限、实现信息共享显然是其中的推动者。

3　一致性

　　医疗机构、院校、管理部门、政府、病患网络及相关组织等都是我们系统不可或缺的部分，当他们为了一个共同的目标团结一致不懈奋斗时，我们的实施进程也就自然而然地加快了。这种众志成城也可在系统范围内，通过迅速调动资源以及调整激励机制来促进自我完善。如今，UCLPartners 也认识到，为了将员工的自身与为患者和人类的健康谋福祉结合在一起，不管是现在还是未来，他们都需要接受相应的教育和培训；而专业员工也要学会如何提高自己在传统生物医学领域之外的工作技能，这两点都可以说是当务之急。为了与我们的发展目标保持一致，在与创新工程有关的多学科学习组织中，UCLPartners 也越来越多地承担起领导任务。例如，UCLPartners 被指定为我们合作伙伴关系中医学和牙科教育的牵头培训机构（即在合约中规定其须负责初级医生培训任务），它创建了涵盖电子健康、领导力以及科学进展等方面的面向所有学员的模块化硕士课程。最近，一批类似护理学和助产学研究生发展项目也刚刚起步，这将促使一批新的人力资源尽早适应未来 10 年间即将到来的挑战。从规划好的终身教育到妇女的健康培训教育，我们的项目总监将着手发展并最终纳入国家政策。由此看来，我们项目的一致性是显而易见的（见案例1）[7]。

　　领导力发展是达成共同愿景的关键催化剂，而发展有能力、有品格的多学科领袖也是至关重要的。为了获得独特发展，我们利用本地区军事单位的优势创建了 UCLPartners 参谋学院（由一位合作伙伴主办），并将它作为体系内所有合作伙伴和不同专业（包括初级卫生保健）联合学习的共同资源[8]。与在人为场景中的那种角色扮演不同，这种培养方式是建立在现实基础之上的。在过去的一年里，有超过 200 名学员参加了这种培训。根据他们在采访中的反馈，超过 95% 的学员对这种培养方式持赞赏态度。

案例1. 妇女健康计划——一项持续终身的教育

妇女健康计划,使那些积极参与的用户(包括当地人、患者关爱组织和社交网络等)能够将开始所谓的"渡过难关"转变为最终实践,并在终身教育模式的基础之上为她们提供后续的建议。它提供了一种更为统一且是以女性为中心的途径,以促进健康的推广、疾病的预防及管理。这种途径不仅考虑到了一些对女性未来生活及其下一代有潜在深远影响的可预测事件,还肯定了从健康的社会因素到表观遗传学和老化生物学等一系列对健康有影响的因素。

终身教育模式对临床实践(越来越契合于可预期治疗需求的临床服务)、研究(包括跨代个人数据关联研究)、教育(与健康的生活方式和个体化医疗相关)和培训(提高对终身教育模式及其意义的专业性认识)等均有一定的启发意义。目前,与传统科室/专科或者对症治疗等培养方式不同,就女性健康终身教育所开展的研究生培养课程而言,对其进行系统性调整的基础条件已经完备[7]。

对于一致性而言,第二个关键催化剂就是信息共享。与传统的单独"圈定"或者独立的组织结构不同,信息共享致力于互不干预和互相交流。我们的合作伙伴关系也已经指定了一位独立的首席临床信息专员来整合全系统的信息,在一个明确的管理架构下收集整个治疗过程中的临床资料。我们将努力加强各系统间的联系,而非单一的直线联系,以期推动本土创新。

第三,我们付出了相当大的努力与当地专员和国家机构建立联系,告知他们今后工作的优先重点,使之与我们以患者主导和以人口为重点的优先工作重点相一致。而我们也能为其他的一些进展不顺利的谈判提供

"安全空间"。在这个过程中,合作规模、独立性以及临床和科研的跟踪记录为我们创造了良好的口碑。当我们与初级卫生保健机构共事时,这一点显得尤其重要。在英国,初级卫生保健机构对人们来说往往就是进入专科诊疗的通道。例如,在提供新的脑卒中和癌症治疗模式的过程中,我们的专员就为了引入具有挑战性的时限,更改了一些参数。相应的,我们也能够迅速地组建合作伙伴关系,根据当地情况在全系统范围内提出并实施解决方案。超急性脑卒中治疗方案的改进就是一个典型的例子(见案例2)。

案例 2. 超急性脑卒中单元

在伦敦市 NHS 计划建立一种新的脑卒中护理模式的背景之下,UCLPartners 迅速在伦敦市中心北部居民中推广这项统一的护理模式——利用急救车7天24小时不间断地将疑似急性脑卒中的患者送入独立入口的超急性脑卒中单元。UCLPartners 还利用轮岗系统拓展了这一模式,脑卒中医生在超急性脑卒中单元共同承担待命职责并在四大脑卒中单元之一为人们就近提供早期护理和康复服务,这已经成为标准的临床路径[9]。UCLPartners 还主持了泛伦敦变化的卫生经济学评审工作:初步结果显示,伦敦的溶栓治疗使用率约为14%(比国际上任何一个主要城市都要高),而病死率则有效地降低了30%(是全国平均改善水平的两倍),显著降低的医疗成本也反映出脑卒中发病率的降低以及住院时间的减少。

我们十分清楚,优先事项、积极性、资金以及激励措施都或多或少地对我们的合作伙伴或者合作关系产生影响,而对于那些适用于这一系统的患者、人群甚至更广大的范围而言,这种影响都是存在的。如全国最低住院病死率排行榜前5名中有4名是我们的合作伙伴(参考2011年NHS信息中

心统计的住院病死率指标评分),他们一向致力于改善治疗效果指标,同时这也反映出他们对安全性的关注以及对患者选择的日益增强的推动作用[10]。我们已经在所有合作伙伴之间建立了一个循证系统,应用契合于当地环境的最佳实践,旨在对日益恶化的普通病房住院患者进行了解和干预,以改善他们的病情,而我们在过去逾 12 个月的最终目标就是使住院患者减少 50%的心脏骤停发生率。我们中的一些合作伙伴已经成功达到这样的目标。

4 合作性

合作是我们建立伙伴关系模式的基石。合作不仅已经融入了我们的运行模式,而且也充斥在我们所建立的联盟关系以及透明的信息分享模式之中。

专题项目负责人能够与执行人员和专家在系统内外协同工作,而最关键的是,他们能够与患者和护理人员(护理提供者)协同制定并传播可持续的诊疗方案(见图 2)。项目负责人通过他们的影响力及所获得的支持来发挥领导作用,而"委任状"则能够使所有的合作伙伴为特定的已获批准的项目提供支持。负责人并不直接控制合作伙伴的预算或者管理他们的员工,而是在各方认可的合作目标的推动下,促进并激励相关工作。项目既定目标方面的进展也同时决定了资源的调动去向。此外,规模的作用也是至关重要的,它使我们能够对所期望提供的医疗干预措施进行合理和及时地评估。例如,在近期建立的心理健康和福利计划中,医务主任们与我们的合作单位——心理健康信托机构的一位首席执行官达成协议,共同建立和发展一种能够评价患者疗效以及在整个临床路径中资源使用情况的系统;同时,他们还决定在诊疗方案制定方面分享一些进展以提高心理保健的价值。汇集了 5 所主要精神卫生机构(拥有超过 11 000 名医务人员及 200 名首席研究员)的 UCLPartners 已具备足够的能力开展关于成果报告和绩效反馈价值的相应研究。

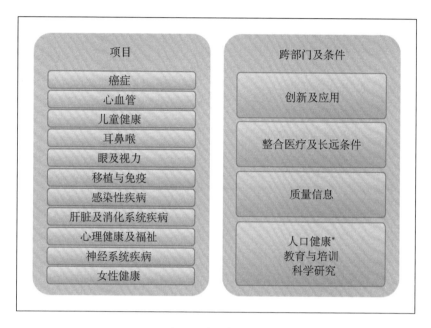

图 2　专题方案和核心支持功能

＊人口健康既是跨部门的支持工作，也是一个自身服务项目

　　该过程是在一个中央支持小组的帮助下进行的，包括来自健康促进科学、情报学、护理质量与服务一体化以及当地政府和行业等方面的专家，他们与项目负责人共同合作，致力于填补人口健康方面的转化差距以及提供更广泛的世界级学术专家资源（见图 2）。当我们跨界合作并且围绕着患者需求进行更多诊疗和研究之时，那些传统的壁垒也就自然而然地被打破了。在我们合作伙伴之间推广这种理念要比在传统的学术医疗中心推广容易得多，因为前者是基于特定的共同目标，而后者只对各自的行政部门系统负责。为了加强实施力度，我们正逐步提高所有合作伙伴的行动或者"改善科学"的能力，而与伦敦另外两所 AHSCs 的配合力度也有所加强。这是一个快速发展的领域，旨在以严谨的学术方法提供更加可靠的医疗服务。而改善科学的知识基础也是非常广泛的，包括多种学科，如社会科学、经济学和工程/工艺设计（我们的学术合作伙伴均有所涉及），所有这些对于我们的复杂体系都有影响。患者获得医疗服务之后，随着时间推移那些被采用的治

疗方案将被广泛应用并发挥最大的治疗效果[11]。

与患者、医务人员网络及组织建立可信赖的联盟关系,对于更深刻地理解既存问题以及共同制定更多的相关解决方案是非常重要的。所有的项目都与当地、国家相应的患者、医务人员组织或者慈善机构联系在一起,能够在我们工作的同时聆听患者的心声,无论是在速度还是规模上它们都将使创新深植于实践当中。

类似地,目前迫切需要一种新的公私合作伙伴关系来加快创新步伐,使创造力得到蓬勃发展。而这些都需要去适应制药公司、医疗器械行业以及学术界之间的新的商业合作伙伴关系,从而能够共同分享专业知识、风险、回报以及更广泛人群的可及性(见案例3)。在发展新的治疗方法上,能够借鉴各行各业的专业知识并且能够熟知行业合作所提供的资源和人口基数的规模早已是不争的事实。而正是在这样的背景之下,我们日渐认识到迫切需要与基础、临床科学领域的专业技能开展更紧密的合作,新的学术-产业合作伙伴关系应运而生。为了整合对共同挑战新的应对之策,国际性的合作伙伴关系正逐步建立。例如,就我们与耶鲁大学及耶鲁纽黑文医院而言,作为合作伙伴,除了在学术团体间有许多双边的学术交流之外,我们还保持着正式的合作关系。此外,在提升价值(患者每花费一英镑或美元所带来的治疗效果)方面,我们与这些波士顿的合作伙伴拥有巨大的共同利益(见案例3)。

为了促进合作,我们所进行的努力还包括共享绩效信息,并将其作为一种促进机制,加快合作伙伴间最佳实践的践行和扩散。而将不同机构(当地、国内以及国际上)的绩效进行对比后所产生的粒化信息(即门诊、病房、手术、路径或医生层面)予以传播,通过多方支持及声誉压力能够有效促进医疗服务。此外,还可以利用道德目的去激励医务人员,在组织内所获得的收益能够让员工感受到被重视的自身价值[12]。

案例3. 伦敦癌症组织——一个综合癌症系统

UCLPartners一手促成了"London Cancer"的合作，即一个服务于全民的综合性癌症系统。合作设计方案中包括一系列的活动、会议以及调查，涉及诸多患者和患者组织、整个诊疗路径中的员工、临床专员以及各高校，他们在以技能为基础而非机构董事会的层面上达成了共同愿景。目前这个参与平台已经深植于系统当中，被用来判断在每一条癌症路径中对那些与患者息息相关的治疗措施，并辅以明确的成功标准（如拯救生命数，试验条目以及患者体验的提升度）。我们在一些既往的工作经验中发现，25％的新癌症诊断发生在进入到急诊室之时（或者之后），并且仅有一年的生存期。我们将每一起类似事件都视为严重不良事件，并对整个患者临床路径从根本上进行分析，以期逐步降低这个百分比。基础研究、实验癌症医学以及临床试验研究网络的无缝整合，为抗癌药的发展营造了一个非常良好的环境。这也直接导致临床试验招募数、支持物资以及与业界合作伙伴关系的逐年增长。同时，我们还从其他非生物医学领域（如人文学科、应用科学以及流行病学）中吸取专业知识，以期对如何应对文化挑战有一个更好的理解。而与麦克米兰癌症基金会（Macmillan Cancer Support）组建的强大联盟通过致力于加强与患者、护理人员以及家庭医生进行的富有成效的沟通，以提高患者的癌症相关及非癌症相关的治疗体验和生活质量（即"生存权"），并促进早期疾病诊断。考虑到这些事实基础，与大型制药公司建立的新联盟正在逐步形成，在系统层面上进行协同工作的机会也大大增加。

5 退出策略

退出策略的重点在于启用和推行新的工作方式或者创新机制进入临床实践。显而易见的是,除非合伙伙伴在项目的生存周期中能够开发出一种灵活参与的方法,否则UCLPartners核心运营模式将被所谓的不断增长的管理负担以及持续变化着的威胁所破坏。此外,通过拓展系统的功能,我们能够在整个合作伙伴关系中鼓励更多的创新。

UCLPartners其实扮演的是一个孵化器的角色,新的想法被共同创造出来而获得发展,最终在董事会和执行官的监督下获得支持并被重点评估。因此,早期的一个关键步骤就是让合作伙伴(UCLPartners之内或之外)接受并适应这种变化,同时UCLPartners保持对其进行监测和监督并促成正式的评估。在脑卒中领域,该步骤已经成功实现。在整个合作伙伴关系中,整合服务已经被用于创造具有更高品质和性价比的新模式(如肝脏和胰腺、血管、神经等手术的集中化等)以及一些具体的信息项目(如通过与患者及产业合作开发新的系统,使患有哮喘或糖尿病的儿童和青少年能够使用手机和电脑获取个性化的健康支持服务,目前这些都获得了当地合作伙伴和群众的支持)。

然而对于复杂的项目,比如综合护理的新形式,从积极支持(在需要时给予建议)到被允许实施很显然需要一段较长的时间过程。同时,在这个过程中可能产生一些需要独立运行一段时间并与其他背景有关联的子项目(见案例4)。

案例4. 惠廷顿健康组织

惠廷顿健康组织建立于2011年4月，覆盖伦敦北部哈林盖和伊斯灵顿地区人口，并提供急诊和社区健康服务。该组织目前正在发展基于人口的医疗模式，专注于合并多种并发症的患者。他们还与初级卫生保健机构合作，围绕患者个人的需求和喜好组织并开展社区服务。UCLPartners对当地这种医疗模式进行了不间断地支持和评估，同时也对其在提高医疗质量的同时减少住院依赖性的能力进行了检验。我们正在全系统范围内成为合作伙伴之间的推动者，包括开发一种新的资费结构并且加强信息共享。而其中一项特别的挑战就是要了解所有医疗机构中个人层面上的成本费用，并根据系统需要提供支持的大小重新定义新的人群分组，而不是传统意义上基于个体所患的疾病不同进行分组。为了便于在不同医疗机构间开展审查活动，信息共享是非常关键的一环。通过将各系统联系在一起，我们也将有机会改变目前监控和管理绩效的方式，为风险分层和主动关怀提供有力工具，同时也能够促进医疗团队之间的交流，提升患者的安全性和联络性。

6 结语

尽管UCLPartners是一个相对年轻的组织，但是早期经验表明，即使在复杂多变的操作环境之下，UCLPartners也能够提供健康和经济收益。关注获益，同时也着眼于新知识的创造，不仅能好好利用学术界，同时也能够与之形成更广泛的有机结合。无论是对新视角的产生，还是创新及评价文化的推广，都是大有裨益的。

迄今为止,我们的经验表明,在学术性健康科学系统中伙伴关系模式是可以被转用的。对于那些具有相同精神和目标的合作伙伴而言,在当地自发组建联盟可以极大地促进他们的适应性和包容性。在全国范围内,许多这样的当地联盟正如雨后春笋般涌现出来,并且正通过国家主导的学术健康网络获得正式发展。目前该网络主要为创新和服务转型提供关键架构[13],以更好地支持医疗护理价值的实现以及财富的创造。这些学术健康科学网络往往还充当新的教育结构之间交流的主节点,并且能够依据患者、人群、受训人员以及雇员的要求,协助调整多学科教育。然而,在这样的网络中,生物医学研究的集中程度也是不尽相同的,他们都将参与到高质量教育当中,传播创新及证据并践行应用健康研究,从而在全国范围内加强患者及人群的健康收益和财富创造。总的来说,这种方法可以实现一种文化变革,摒去对中央指挥和控制模式的依赖性,这也恰好是前几年英国国家医疗服务体系(National Health Service,NHS)的工作特点。此外,随着一个由地方拥有、临床领导、学习组织以及一个以人口健康需求而不是以个别机构优先为导向的综合医疗保健网络的出现,也促成了对核心优先事项的调整。

声明:UCLPartners 在本文中提到的糖尿病软件界面中有商业利益。

参考文献

[1] Dzau VJ, Ackerly DC, Sutton-Wallace P, et al. The role of academic health science systems in the transformation of medicine [J]. Lancet,2010,375:949 - 953.

[2] Green LW, Ottoson JM, Garcia C, et al. Diffusion theory and knowledge dissemination, utilization, and integration in public health [J]. Annu Rev Public Health, 2009,30: 151 - 174.

[3] Daniels RJ, Carson LD. Academic medical centers-organizational integration and discipline through contractual and firm models [J]. JAMA, 2011,306:1912 - 1913.

[4] Porter ME. What is value in health care? [J] N Engl J Med, 2010,363:2477 - 2481.

[5] Grol R, Grimshaw J. From best evidence to best practice: effective implementation of change in patients' care [J]. Lancet, 2003,362:1225 - 1230.

[6] Porter ME. Clusters and the new economics of competition [J]. Harv Bus Rev, 1998, 76:77 - 90.

［7］ Stephenson J，Kuh D，Shawe J，et al. Why should we consider a life course approach to women's health care? ［R］London：RCOG，2012. http：//www. rcog. org. uk/files/rcog-corp/14. 10. 11SACLifecourse，pdf(accessed Jan 23，2012)

［8］ Halligan A. The need for an NHS Staff Collegep ［J］. J R Soc Med，2010，103：387 – 391.

［9］ Mountford J，Davie C. Toward an outcomes-based health care system：a view from the United Kingdom ［J］. JAMA，2010，304：2407 – 2408.

［10］ NHS Information Centre. Summary Hospital-level Mortality Indicator (SHMI)-Deaths Associated with Hospitalisation ［R］. England：HSCIC，2012. http：//www. ic. nhs. uk/statistics-and-data-collections/hospital-care/summary-hospital-level-mortality-indica tor-shmi/summary-hospital-level-mortality-indicator-shmi-deaths-associated-with-hospi talisation-england-april-2010-march-2011-experimental-statistics(cited Jan. 26. 2012).

［11］ Berwick DM. The science of improvement ［J］. JAMA，2008，299：1182 – 1184.

［12］ Finlayson B. Counting the smiles ［M］. London：The King's Fund，2002. http：//www. kingsfund. org. uk/publications/counting_the. html(accessed Jan. 23. 2012).

［13］ Fish DR. Academic Health Sciences Networks in England ［J］. Lancet，2012，E-pub ahead of print.

美国倡议：临床与转化科学基金
——加州大学戴维斯分校视角

Alice F. Tarantal[b-e] , Julie Rainwater[d] , Ted Wun[a, d, f] , Lars Berglund[a,d,f]

[a] 医学系；[b] 儿科；[c] 细胞生物学与人体解剖系；[d] 临床与转化科学中心；[e] 加利福尼亚州，加州大学戴维斯分校国家灵长类动物研究中心；[f] 美国加利福尼亚州，萨克拉门托，弗吉尼亚州北加利福尼亚卫生保健系统

摘要 <<<

目前，美国临床与转化科学基金项目(CTSAs)已经对临床转化研究以及科研教育和培训产生了巨大的变革性影响。作为 2006 年受 CTSAs 资助的第一批成员之一，加州大学戴维斯分校临床与转化科学中心充分利用其所获得的授权，努力实现机构的转型。为了实现转型目标，他们采取了一系列措施来招募实习生、研究员、机构领导人员、社区以及机构外部的合作伙伴。这些措施不仅挑战了既存的制度文化，同时也造就了许多

Lars Berglund，MD，PhD
美国萨克拉门托，斯托克顿大道 CTSC 2921，加州大学戴维斯分校医学中心，医学部
E-mail：lars. berglund@ucdmc. ucdavis. edu

新的机制,促进了一些新工具的长足发展。关于这类措施的范例,还包括创建了一个拓展的综合研究教育项目、充分利用了机构的信息技术资源、开展了一项多功能试点工程项目以及建立了一套有效的评估体系。类似的工作正在美国 CTSA 机构间如火如荼地进行,有效地提高了全国临床与转化研究的资源利用率及利用效率。

　　美国国立研究院(NIH)的临床与转化科学基金项目(CTSA)对于全国范围内临床与转化研究的实施已经产生了深远的影响[1-5]。CTSA 这一大胆的举措是 NIH 在 2005 年正式启动的,其中涉及 NIH 对进行创新性研究所需要的基础设施支持的彻底反思,而创新性研究则是为了满足未来国家的需要。NIH 在对一些指导方针进行仔细推敲并贯彻后建立了一个全面的架构,以此鼓励国内的学术机构能够在已经相对熟悉并久经考验的机制研究的基础上进一步拓展,从而进入新的领域[1, 2]。该项目历经到现在已经有六年了,在机构层面上也已经发生了很多显而易见的变化。另外,为了加快研究进程,机构间壁垒最终得以被打破,国家和区域机构间的合作也正是在这种情况下进一步扩大[5]。加州大学戴维斯分校是首批 NIH 资助的 12 个机构之一,并在 2006 年创建了临床与转化科学中心(Clinical and Translational Science Center,CTSC)。为了进一步提升机构竞争力、增强机构功能以及扩大机构在各领域的资源,我们一直在进行着认真和细致的规划工作,同时也正是 NIH 这笔资金加快并进一步整合了我们的工作[6, 7]。加州大学戴维斯分校 CTSC 的发展也进一步促进多样化的教师团队以新的形式组建起来,带动相关研究的发展。通过这些举措,对于加州大学戴维斯分校中那些在推动临床与转化研究过程中所涉及的领域和资源,CTSC 已经在事实上对其产生了实质性的影响,并且创建了丰富的能够使每一位教师、员工以及实习生受益的宝贵资源[6-9]。CTSA 在成立之时我们就已经是其中的一分子,而我们从转型过程中所获取的一些经验,往往也正

是许多 CTSA 机构经历过的变化、调整和收益的一个缩影，因此我们对这些宝贵的经验非常珍视[5, 6]。

1 作为转型工具的 CTSA

加州大学戴维斯分校获得 CTSA 项目资助，意味着获得一个不可多得的、能够迅速促进临床与转化研究的宝贵机遇。在获取 CTSA 资金之前，我们的机构只在综合临床研究中心（2004 年）及最近的临床研究培训项目（2005 年，K30）两个领域获得研究经费，所掌握的资源相对较少。正是由于 CTSA 资金被启动，加州大学戴维斯分校 CTSC 充分利用这些新近成立的项目并迅速将他们整合。通过对 CTSC 转型授权的有效利用，我们几乎在所有方面开始进行改革，改革的对象包括 CTSC 本身、相关机构、进行临床与转化研究的研究者们、学员骨干以及进行中的社区服务工作。第一年可以认为是作为"孵化器"的一年，不同的服务和教育活动都被汇集并整合在一起。在这个阶段完成之后，我们已将 CTSC 转型塑造成了一个高效的"工具箱"，并为我们机构的教师或者其他人所使用。经历了这次改革，CTSC 也逐渐成长为一支建立在相互信任、相互尊重以及创新基础之上的团队，他们紧密团结且极富创造力。这种团队精神在重大文化变革进程中是极有裨益的，因为它对我们的教师、学员以及机构和社区合作者都产生了积极影响。而在有力的营销手段帮助下，CTSC 已然成为改革、机遇和计划的代名词。加州大学戴维斯分校大多数临床与转化研究人员都充分利用了 CTSC 提供的资源和机遇，CTSC 项目主管们也悉心将他们引导向合适的联络人，并建立合作伙伴和相关机制来进一步加强和促进他们的研究[6]。许多教职员工意识到，CTSC 所提供的其实就是一种改革、创新和提高的机制，也因此纷纷带着自己的想法和建议联络CTSC。

加州大学戴维斯分校 CTSC 在认识到有必要完成 NIH CTSA 措施中所提出的目标之后，就一直致力于整合现有资源，用以加强和丰富科研项目。而在整个加州大学戴维斯分校中，实施的措施包括确保学员在所有受资助的试点项目中都是团队的一部分；利用合作研讨会和专题讨论会强调试点方案的专题领域；在建立很多关键的门户网站时纳入生物医学信息工程项目，与转化医学领导机构共同努力，建立一个全面涵盖 CTSC 的设施、核心装备和资源于一体的搜索网站；开启资源使用网络申请通道；投入使用医药资产门户网站，即 2008 年国家研究资源中心（National Center for Research Resources，NCRR）补充资助的一部分。许多 CTSC 项目填补了机构的空白，例如一些生物信息学及评估项目，逐渐发展成为一种重要的信息资产。这些项目和其他项目都已经成为联系其他 CTSA 机构的强大纽带，它们使 CTSA 机构之间相互分享和交流最佳实践成为可能，并且其范围和广度都要比以往大得多。另外一个关于 CTSC 强大的集思广益精神的实例，就是社区参与及教育项目、职业发展计划二者之间展开的合作。它们在大力发展社区宣传纽带的同时，也积极提升员工自身的核心竞争力。另一方面，我们的机构一直努力抓住 CTSC 所提供的机遇，拓展并重点培养重要的培训和指导项目。而在向加州大学戴维斯分校申请新的培训拨款时，CTSC 在教育方面的优势也多次发挥了支持作用，大大激励了协同有效的资源共享，并且减少了设备的重复采购。加州大学戴维斯分校 CTSC 这一标志性的协同特征已经作为一个共同要素深植于所有 CTSC 项目（关键功能）中，并且在达到甚至超额完成我们的原定目标的过程中发挥了至关重要的作用（见图 1）。尽管所有的 CTSC 项目对于改革所产生的影响都或多或少有所贡献，但我们在这里主要重点关注以下这四个例子，了解它们各自提升机构能力的独特方式。

2　转型范例

2.1　试点项目

许多 CTSA 提供的资金都是为了支持教师和学员的，而本试点项目代表的则是一种重要的并且更为灵活的资金，这对于一些新措施的实施

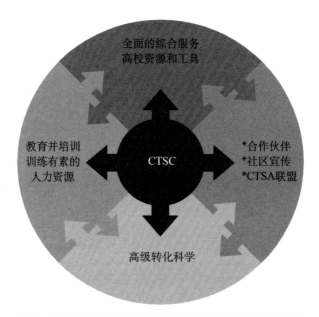

图 1   加州大学戴维斯分校 CTSC 正努力将我们的生物医
        学研究事业转型成为一个创新的、综合的、开放合
        作的临床与转化研究学术"家园"

以及对高风险研究项目的支持都是非常关键的。为了与 CTSC 注重协作的项目精神相符合,并且为后来 CTSC 试点项目的申请人提供动力,我们将那些等待批准的试点工程与正在开展的转化活动密切地联系在一起。

为了达到广为人知的宣传效果,我们与加州大学戴维斯分校的其他中心和项目一道合作,尽一切努力申请试点项目并争取获得规划拨款(见表1)。而正是这种做法,使加州大学戴维斯分校 CTSC 的试点项目均被赋予了一些关键性特征,主要在多学科团队的形成过程方面,总结如下:

(1) 招募学员(如本科生、研究生、博士后或者临床研究者)。

(2) 主动邀请并与加州大学戴维斯分校其他试点项目建立合作伙伴关系。

(3) 将 CTSC 试点项目公告与转化研讨会及专题讨论会联系在一起。

表 1　加州大学戴维斯分校 CTSC 试点项目合作伙伴

合作伙伴	征集的试点主题
医学院	普遍征集(CTSA 启动)
阿尔茨海默病中心	神经退行性疾病
儿童奇迹协作网	儿童健康研究 儿科住院医师研究指导项目
加州大学戴维斯分校综合癌症中心	癌症与炎症
卫生保健政策研究中心	社会与医学的联系 疗效比较研究 电子健康档案研究
工程学院	凯普斯高年级本科生设计项目 早期设备开发计划
神经发育障碍医学调查机构	神经发育障碍
加州国家灵长类动物研究中心	新药(印第安纳州)可行性转化试验研究
CTSA 联盟	跨 CTSC 区域化医疗保健提供转化系统
分子与基因成像中心	活体成像
Rosa B. Sherman 儿科研究基金	儿童健康研究

目前,CTSC 试点项目基金致力于针对专题领域以及 NIH 倡议进行资助,其目的就是为了更好地服务于研究者们,促进未来临床和转化研究的发展。所有受资助的研究员以及他们项目的名称都被公示在 CTSC 网站上,并且要求获资助者每个季度都要提交进展报告,并在结题时提交最终报告。就报告的内容而言,要求研究者提供与原定研究目标相关的整体结果,新标志物、工具、专利或者转变研究领域的方法,参与研究者,受资助项目所产生的相关报告和文章,新的基金或者其他资助机会等(见表 2)。迄今为止,加州大学戴维斯分校 CTSC 已经为 100 个试点项目和规划拨款项目提供了支持,这些项目涵盖了许多转化和临床课题。这些研究的进展报告显示,截至 2012 年 5 月,已经发表了 90 多篇文章,招募了 184 名学员,并且资助拨款总额已逾 6 千万美元(包括各种类型的 NIH 资助,国防部拨款以及加州再生医学研究所的拨款),上述成果得益于约 110 万美元的 CTSC 资助。为了确

保研究者和学员之间能够相互交流，每年项目都会举办年度务虚会来广泛分享研究成果、展示新型技术、方法论以及治疗方法，以及相关成果的社区推广情况。项目每年都会选一个专题重点（如技术转移和生物库），而主旨发言人则来自于另外一个CTSA机构。这些务虚会在团队建设、合作伙伴关系形成、CTSC项目教师和学员招募以及加强临床与转化关键课题的沟通等方面卓有成效。

表 2   加州大学戴维斯分校 CTSC 试点项目成果范例

项　目	成　果
定义结核分枝杆菌感染和疾病的新方法	NIH 新创新奖和补充资助 2 篇文章 1 名学员（医学生）
哮喘及 COPD 呼气时新生物标志物的检测	3 所私营部门和联邦资助 4 项专利 16 篇文章 5 名学员（本科医学生、博士后）
应用基于荧光寿命技术界定头颈部肿瘤的临床评价：一项患者相关的术中研究	NIH R21（奖助金） 2 篇文章 1 项专利 8 名学员（研究生、博士后、外科住院医师）
取代 Schilling 检测：活体使用$^{14}C-B_{12}$评估维生素 B12 吸收情况	美国国立卫生研究院小企业创新研究（SBIR）资助 7 篇文章 1 项专利 1 名学员（研究生）
人乳寡糖和益生菌对早产儿生长和肠道菌群的影响	NIH R01（基金）和 NIH 补充资助 8 篇文章 3 名学员（研究生）
用于阿尔茨海默病结构相关性分级海马形态测量新方法	NIH K01（培训资助）和私人基金注册新技术资助 5 篇文章 2 名学员（研究生）
电动轮椅控制人机交互界面	美国国家科学基金会（NSF）和基金会资助 4 篇文章 1 项专利 1 名学员（研究生）

（续表）

项　目	成　果
血容量调节的动物模型	NIH R01 2 篇文章 1 名学员（研究生）
牛皮癣治疗新靶点——Kv1.3 电压-门控通路	NIH R21 和私人部门投资 1 篇文章 牛皮癣专利许可 2 名学员（MD/PhD 研究生、兽医外科学员）
原发性患者成纤维细胞的基因改造	W. M. 凯克基金会资助 1 篇文章 1 名学员（博士后）

2.2　研究教育

CTSC 教育项目不仅已经发展成为 CTSC 的基石,更已然是机构整体的核心。CTSC 的总体目标就是为学员提供一种全面的、协调的、精心设计的学习体验,通过这种先进的多学科团队培训,确保他们最终能够成为富有成效的、有批判性思维的、训练有素并且全面发展的临床和转化研究人才[10]。在 CTSC 成立之前,加州大学戴维斯分校的培训补助金一直是以分散的形式存在,也没有尝试过将其整合起来用以分享最佳实践。而 CTSC 在成立以后主动利用课程的共同特点将各机构的培训补助金整合起来,创建了一个完备的学者团体,并且共享项目评估的工具[6]。从一系列 CTSC 以外的培训项目之间的协调运作来看,战略整合已经是显而易见的事情,这些项目包括霍华德·休斯医学研究所的医学到基础科学整合项目、加州再生医学研究院的干细胞培训计划、NIH 的建立女性健康独立研究事业培训计划、初级卫生保健成果研究项目以及最近 NIH 在肿瘤学和急救医学方面资助的两个培训(K12)项目(见图 2)。这些培训补助金将针对从本科生到青年教师范围内的各级学者。目前,这种整合了的培训补助金也为其他机构(如工程与生物科学学院)等各种各样以学科交叉为关注点的培训项目提供可以充分利用的资源[10, 11]。

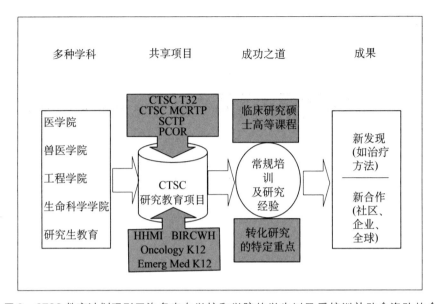

图2　CTSC 教育计划吸引了许多来自学校和学院的学生以及受培训补助金资助的合作伙伴。在这个项目中有两种学位选择，一种是面向本科生临床研究高等课程的硕士学位，另一种则是以转化研究为导向、面向研究生的学位。
临床研究培训指导计划(Mentored Clinical Research Training Program, MCRTP)；初级卫生保健疗效研究项目，由保健研究与质量管理署资助(Primary Care Outcomes Research program, PCOR)；干细胞培训计划，由加州再生医学研究院资助(Stem Cell Training Program, SCTP)；霍华德·休斯医学研究所的医学到基础科学整合项目(Howard Hughes Medical Institute Integrating Medicine into Basic Science program, HHMI)；建立女性健康交叉研究计划，NIH K12 项目(Building Interdisciplinary Research Careers in Women's Health, BIRCWH)；急诊医学项目，K12(Emergency Medicine K12, Emerg Med)

为了打破制度性屏障，CTSC 教育项目组建了一个培训补助金工作组，每个季度将进行一次会晤，以对项目中的学者进行追踪、解决培训计划的管理问题并为长期的解决方案和过程改进提供建议。加州大学戴维斯分校的许多教育需求和项目之间是重叠的，因此可以将临床与基础科学教员、研究生和医学生等项目的关键因素集合在一起，以团队的方式完成课堂任务，从而为团队科学建立一种相互支持性的制度文化。

2.3　生物信息学

在加州大学戴维斯分校，生物医学信息项目已经发展成为一种无价的、强有力的资源，它为所有其他 CTSC 项目以及众多研究者们提供相应支持。

目前,这个项目也已成为加州大学戴维斯分校信息学活动的一个至关重要的合作伙伴。利用机构的信息技术资源,我们已经在许多领域对 CTSC 的生物医学信息项目进行了整合,比如说为队列发现软件工具的实施提供帮助,该软件工具是基于由哈佛大学合作开发的生物与临床信息整合系统(Informatics for Integrating Biology and the Bedside data warehouse system,i2b2)。与华盛顿大学和加州大学旧金山分校一道,加州大学戴维斯分校在 2008 年获得了一份 CTSC 信息学的研究资助合同。通过以上努力,研究人员们可以对覆盖 3 个医疗中心的大型患者匿名信息共享数据库进行访问和使用,以设计他们的相应研究并提出一些假设[12]。i2b2 项目产生于哈佛大学的合作伙伴计划,而加州大学戴维斯分校通过加盟该计划来继续为这些跨机构的研究工作提供支持。为了在多机构间建立一种临床研究数据的共享联合网络,并且充分利用专家们的才智以致力于解决某一特定问题,该计划可提供许多模型策略和规程。加州大学戴维斯分校已经通过 CTSC 充分利用了队列发现工具,并且目前还在与其他四个加州大学 CTSA 合作实现一种跨加州大学的联合工具,而其他方面的优势则包括反映研究计算领域中现实需求的国家研究数据标准[13]。此外,该计划也通过积极参与全国 CTSC 联盟为加州大学戴维斯分校带来了许多珍贵的软件工具,包括正被我们的研究员们广泛使用的 REDCap(一种志愿者注册和研究者信息资源)[14, 15]。

2.4 评估

在由 CTSC 资助之前,研究和培训补助金的评估活动也只是偶尔开展。而在认识到对可度量成果的需求之后,也就是在 CTSC 实施之时,一套更为严格的评估方法也正式投入了使用。得益于 CTSC 快速发展的"加速效应",目前这项工作的规模已经扩大数倍。结合机构内资源,CTSC 已经将评估项目从一个由技能和兴趣互不相同的研究人员所组成的松散联盟转变为运行良好的综合性单位,并对整个加州大学戴维斯分校中不同的 CTSC 活动以及那些大型复杂的研究项目进行严格地评估。在此过程中,评估项目的工作人员也帮助该项目明确目标和开发工具,从而能够更加持久精确地评估项目的进展和结果。

在与生物信息学团队密切合作的过程中,通过应用资源使用网上申请系统以及为某些特定领域开发的高效追踪工具,许多追踪功能都已经实现了自动化。例如,与CTSC学员和试点项目获批者的研究进展相关的数据都被收集并储存在一个定制的数据库中,并对接使用社交网络分析以显示他们研究的多学科性质的软件。作为不断提升CTSC的一部分,评估项目已经开展了一些专项研究以期用CTSC资源和试点项目资助的使用率和满意率进行描述。在拓展与各种各样CTSC教育项目相关的评估工作方面,团队也已经取得了重大成功,目前已经能够在课程设置上征集教师和学员的实时反馈,并制定了用于追踪项目中校友的事业发展网络调查计划表。在保障对跨项目研究的支持方面,评估小组的作用也非常关键,这其中就包括了NIH对CTSC社区参与项目的一项补充性行政措施,用以理清基于社区的研究合作伙伴关系并开展一系列访谈和调查,以确定一些对CTSC和社区均有利的潜在合作关系。

2.5 加州大学生物医学研究的加速、整合与发展计划

CTSA资助的一个直接成果就是,加州大学的5个CTSAs项目(戴维斯、尔湾、洛杉矶、圣迭戈和旧金山)联合发起了一项根基广泛的合作,将各自的CTSC项目作为组织的主体,以提高机构整合度。目前数个工作组已经开始工作,争取减少机构审查委员会的审查、研究合同谈判、去身份识别电子健康档案共享以及药品与器械开发能力提升等过程中的壁垒,并共享成果。迄今为止,这些合作已取得了显著的成果,即允许在整个加州大学系统内共享机构审查委员会、一些新的主合同协议以及队列发现工具的联合使用。这些成果反映了目前CTSA项目强大的区域影响力,并且为跨机构工作提供了一个非常有说服力的范例,能够提高效率并减少冗余过程,从而充分利用整个转化领域业已形成的规模效益。

3 结语

CTSC已经在加州大学戴维斯分校产生了深远的变革性影响,并且显

著提高了加州大学戴维斯分校研究员们参与到临床和转化研究的积极性和能动性。这些最具变革性的变化包括建立一个公认的、引人注目的临床和转化研究学术家园，促成新的跨学科研究，支持新工具和技术的开发和应用，努力精简、巩固和拓展临床和转化研究的支持工作，产生了巨大的区域影响力，建立一支经验丰富、技术精湛、训练有素的并且能够随时应对转化研究新挑战的生物医学研究队伍。几乎在所有的 CTSA 机构中，我们都能看到许多类似的成就，而这种变化所产生的综合性影响也为在全国范围内继续发挥效力，为提高人口健康和生物医学研究水平提供了坚实的基础[16-18]。

致谢

非常感谢国家转化科学促进中心（TR000002）的大力支持。

参考文献

［1］ Zerhouni EA. Translational and clinical science—time for a new vision [J]. N Engl J Med，2005，353：1621 - 1623.

［2］ Zerhouni EA, Alving B. Clinical and Translational Science Awards：a framework for a national research agenda [J]. Transl Res, 2006,148：4 - 5.

［3］ Califf RM, Berglund L. Linking scientific discovery and better health for the nation：the first three years of the NIH's Clinical and Translational Science Awards [J]. Acad Med, 2010,85：457 - 462.

［4］ Reis SE, Berglund L, Bernard GR, et al. Reengineering the National Clinical and Translational Research Enterprise：the strategic plan of the National Clinical and Translational Science Awards Consortium [J]. Acad Med, 2010,85：463 - 469.

［5］ CTSA Principal Investigators, Shammon H, Center D, et al. Preparedness of the CTSA's structural and scientific assets to support the mission of the National Center for Advancing Translational Sciences [J]. Clin Transl Sci, 2012,5：121 - 129.

［6］ Asmuth D, Wun T, Mullen N, et al. UC Davis CTSA：coming of age [J]. Clin Transl Sci, 2009,2：98 - 101.

［7］ Berglund L, Tarantal A. Strategies for innovation and interdisciplinary translational research：removal of barriers through the CTSA mechanism [J]. J Investig Med,

2009,57:474 - 476.

[8] Kasim-Karakas S, Hyson D, Halsted C, et al. Translational nutrition research at UC Davis—the key role of the Clinical and Translational Science Center [J]. Ann NY Acad Sci, 2010,1190:179 - 183.

[9] Lee JS, Bertakis K, Meyers FJ, et al. Cardiovascular disease in women—challenges deserving a comprehensive translational approach [J]. J Cardiovasc Transl Res, 2009, 2:251 - 255.

[10] Meyers FJ, Begg MD, Fleming M, et al. Strengthening the career development of clinical translational scientist trainees: a consensus statement of the Clinical and Translational Science Award (CTSA) Research Education and Career Development Committees [J]. Clin Transl Sci, 2012,5:132 - 137.

[11] Domino SE, Bodurtha J, Nagel JD. Interdisciplinary research career development: building interdisciplinary research careers in Women's Health Program best practices [J]. J Women's Health, 2011,11:1587 - 1601.

[12] Anderson N, Abend A, Mandel A, et al. Implementation of a deidentified federated data network for population-based cohort discovery [J]. J Am Med Inform Assoc, 2012,19: e60 - e67.

[13] Tenenbaum JD, Whetzel PL, Anderson K, et al. The Biomedical Resource Ontology (BRO) to Enable Resource Discovery in Clinical and Translational Research [J]. J Biomed Inform, 2011,44:137 - 145.

[14] Harris PA, Taylor R, Thielke R, et al. Research electronic data capture (REDCap)—a metadata-driven methodology and workflow process for providing translational research informatics support [J]. J Biomed Inform, 2009,42:377 - 381.

[15] Harris PA, Scott KW, Lebo L, et al. ResearchMatch: a national registry to recruit volunteers for clinical research [J]. Acad Med, 2012,87:66 - 73.

[16] Collins FS. Reengineering translational science: the time is right [J]. Sci Transl Med, 2011,3:90cm17.

[17] Skarke C, FitzGerald GA. Training translators for smart drug discovery [J]. Sci Transl Med, 2010,2:26cm12.

[18] Dilts DM, Rosenblum D, Trochim WM. A virtual national laboratory for reengineering clinical translational science [J]. Sci Transl Med, 2012,4:118cm2.

中国国家转化医学实施与发展议程及策略

赵玉沛

中国北京，北京协和医院

摘要 <<<

　　如何对慢性非传染性疾病进行管理和预防？如何有效地控制重大传染病？如何积极应对老龄化人口的医疗健康问题？作为世界上人口数量最多的国家，中国在这些方面正面临着巨大的挑战。因此，我们亟须找到一种建立在科学发现基础之上的新的应对方式，这种科学发现正是在医学研究进程中产生的。而转化研究的应用恰好在解决上述棘手的临床需求方面具有巨大的潜力。基础研究已在药物的开发和推广、医疗决策中的生物标志物探索以及医疗器械的开发这三大领域被广泛地应用。而在大规模提升患者医疗服务方面，三者也展现出巨大的增长潜力。中国在转化医学研究领域具有非常独特的优

赵玉沛，PhD

中国北京市东城区，帅府园路 1 号，北京协和医院（PUMCH），转化医学中心

E-mail：zhao8028@263.net

势。举例来说,大量患者迫切需要新的预防和治疗的方式。此外,由于中国国家卫生和计划生育委员会承担了国内90%以上医院诊疗规范执行情况的监管工作,因此我们能够运用综合管理的方法,建立一个高效的转化医学研究平台。中国将通过应用医学发现并建设基础平台,整合国家资源以及管理研究小组等一系列的方式,逐步建立国家临床资源生物样本库以及国家转化医学中心。我们的目标就是彻底整合国家资源并且实现优势互补,形成一套"应用—教学—研究同步"系统,以实现一种独立、创新、可持续的与转化医学研究相结合的模式。

---

1 中国健康与医疗保健行业现状:需求及发展趋势

中国人口构成了世界总人口的1/5。因此,中国的健康和医疗保健状况在全球医疗发展中起到了至关重要的作用。尽管在过去30年里,健康和医疗保健领域已经取得了很大的进步,但仍然面临着诸多压力和挑战。

首先,中国亟须做好心脑血管疾病、癌症、糖尿病及其他慢性非传染性疾病的预防工作,这些疾病都是构成国内居民发病率和病死率的主要病因。患病率的增加也形成了人们沉重的医疗负担。此外,潜在的致命传染性疾病,如肺结核、AIDS、病毒性肝炎,其发病率仍维持在一个较高的水平。不仅如此,新的传染病如 SARS 和甲型流感(H1N1)等也正在不断涌现。目前,在针对如何有效地预防和控制这些常见疾病,中国所面临的前景仍不乐观[1]。

伴随着遏制人口增长所带来的挑战,人口老龄化的相关问题也日益凸显,疾病预防以及卫生服务的实施亦给个体家庭和整个社会带来了巨大的经济压力。因此,为了满足日益增长的对健康和医疗保健的迫切需求,中国必须在国内特殊需求和资源短缺的背景之下,利用转化医学的研究框架,在国家层面上打破临床医疗、基础研究和药物开发之间的壁垒。此外,中国必须厘清相关机制以整合其独特的"应用—教育—研究"系统,并致力于将临床需求与药物开发串联在一起,这对于提升中国人民的健康水平是大有裨益的。

2 中国的转化医学研究大背景:瓶颈和优势

转化医学的概念在 2005 年被引入到中国,在过去七年的发展中,大量资金被投向各种以患者为中心的医疗研究项目中,产生了一系列的研究成果,而且这些成果也已经获得了国家以及同行的认可,然而它们中却鲜少兼具有实用性和研究价值的。由此我们可以得出一个结论:中国的转化医学发现和实施水平仍有待于进一步实质性的提升,而消弭基础研究与临床应用之间的显著差距尚需时日。

在寻找这些复杂瓶颈的解决方法时,人们首先想到的一定是前期在转化医学研究中投入与产出的不匹配,而问题的核心在于中国还未能证明自身自主创新的能力。换言之,多数基础医学研究还是被认为是对欧美等国研究成果的验证或者拓展。因此,中国需要尽快证明自己在实施创新基础研究并将研究成果转化到医疗卫生实践中的能力。其次,相关的资源并没有得到有效的整合,自大量的转化医学研究机构在中国出现以后,这一点尤为显著。由于主要致力于研究某些特定的疾病,这些机构往往囿于自身有限的研究范围和深度之内。因此,他们既不能组织和管理跨领域的合作,也不能进行大规模的研究调查。在某种程度上,这种状况直接导致目前资源的大肆浪费,并且严重拖慢了研究进度;而人才分布不均也是整个研究小组不能发挥其最佳功能的原因之一。因此,共享并合理地分配转化医学研究的基础资源还有待于进一步改进。

在国家资源方面,中国亦有其独特的优势:

(1)中国人口的庞大基数能够为综合性临床试验提供足够数量的患者样本,也使得临床试验能够进展地更快并获得有效成果,就这一点而言,那些人口基数较小的国家往往需要耗费更多的时间。此外,特别复杂的病例往往只能在少部分国家中心才能得以分析并治疗,这也为转化研究提供了大量的临床资料,来自这些中心的研究成果也将会进一步提升对患者的处理水平。拥有足量的患者却不能深入研究这些疾病,将会严重阻碍在临床疾病治疗和研究方面的进展,造成用于分析的组织和血液样本进一步稀缺,而像那些着重于新疗法疗效的研究也会因此缺乏动力。为了快速有效地进行转化研究,国家中心为其提供了大量的患者信息,这一点亦是它的一大优势。不仅如此,由于中华民族在整个亚洲种族中的特殊性,凡是涉及中国患者的研究对于促进全球转化医学研究均具有巨大的潜在价值。

（2）中国政府近年来的主要目标是缓解医疗需求的压力、优化医疗服务,以及改善卫生条件。在过去的十年中,政府的高度重视和承诺促进了对医学研究投入的力度,进一步支持了中国的转化医学研究。

（3）中国医疗行业的管理系统有益于进一步集中和整合国家医学研究,从而与开展系统性和综合性的研究形成优势互补。

3　转化医学发展的国家政策

为了建立一种创新机制以发展国家医疗技术,中国已经出台了相关政策。所以,转化医学研究的当务之急就是针对一些主要疾病,如癌症、心脑血管疾病、糖尿病、病毒性肝炎等,横向并纵向地整合生命科学、医学和制药业[2, 3]。

基于上述理由,近期的转化医学研究政策被划分成以下四个层次:

1) 研究成果的实施

基于丰富的患者资源以及经过培训能够对实验室成果进行检验的临床队伍,转化医学研究中心将积极寻求国际合作,尤其是与那些能领导成熟转化项目的研究人员和组织。研究重点将着力于预防和治疗心脑血管疾病、恶性肿瘤、糖尿病、严重传染病以及其他具有高发病率和病死率的疾病。

2) 基础平台的建设

为了进一步支持转化医学研究,国家制定了一套用于管理和整合临床样本资源、电子病历和健康研究数据的全国性标准。而后续的步骤就是建立能够促进信息资源共享的国家机制[4-9]。

3）国家资源的整合

自 2009 年以来，相继有超过 40 所转化医学中心落成。然而，研究目标相互重叠以及低效率已然造成了资源的浪费，阻碍了研究的发展。因此，中国政府有必要实施协调一致的政策，以期联合先进的研究机构，最终建立起国家级转化医学中心[10]。

4）培训

中国将邀请国际性项目的带头人来华开展相关的转化医学研究。这其中包括国家级研究项目的交流以及针对跨学科研究人才的培训，如参与研究的医生和护士、基础研究助理、传染病流行病学专家以及生物统计学家等，这样可以形成跨学科的转化医学研究小组[11, 12]。

中国将实施十年计划以提高科学研究的转化能力，从而能够以一种独立、创新、可持续的转化医学研究发展模式促成"应用—教育—研究"的系统的建立。随着转化医学的发展，国家对其投资的资金也将迅速增长。研究的成果又将逐步拓宽资金来源，借助于社会企业、研究所和慈善机构的联合投资，一种成熟的转化医学模式也就应运而生[13, 14]。

4 国家转化医学中心的蓝图

中国地域辽阔且拥有全球最大的人口规模，然而就目前看来，中国的医疗卫生发展前景尚不明朗。因此，我们需要推行一种创新方案，以期应对西方国家从未面临过的巨大挑战。为了实现这一目标，中国将分别在华南和华北建立两个国家转化医学发展中心。

北京是华北国家转化医学研究中心的所在地，其着力于整合中科院和中国医学科学院的前沿科研资源。北京协和医院，这所拥有国内一流资源并与中国医学科学院联合的顶尖医院，将成为华北研究中心的核心机构。凭借丰富的人才及技术资源，在华北开展的转化医学研究将涵盖众多疾病领域,包括癌症、糖尿病、慢性非传染病、严重传染病(如艾滋病、肺结核、病毒性肝炎)、免疫系统失调以及自身免疫性疾病。研究中心将着重研究发病机制,并致力于建立有效的疾病预防与治疗模式,特别是借助于新型药物和疫苗的研发。

考虑到大量附属研究机构的学术优势,华南研究中心则选择上海,并植根于上海交通大学。该中心设立于 2010 年,上海市政府也为此给予了大量的资助以及空间资源,他们期望这项投资能够提高对现如今重大疾病的治疗效果,比如恶性肿瘤、代谢紊乱疾病和心脑血管疾病。上海转化医学中心的模式也在被中国南部各省市的医学院借鉴学习。

如果能顺利地运行这样的机制,并将基础研究与患者的医疗保健结合起来,将有效地加快从研究成果到临床应用的进程,从而可建立起一套疾病预防的优先次序,追溯到疾病的早期阶段(如用于早期诊断和有效个体化治疗的生物标志物相关研究成果)。借助于从转化系统中所获得的宝贵经验,中国的研究目标将从广度和深度上得到拓展。

转化医学在中国的发展策略将同时激励基础医学研究和跨学科研究的发展。大幅增加科研成果,借助研究和技术共享的平台,加强临床及基础研究培训,促进和实现不同医院之间创新团队的建设与整合等。总之,中国的目标是建立一个高度集成的、全面的、联网的转化医学研究体系[15, 16]。

推动转化医学研究发展的政府目标也将促进与国内新药开发行业之间的合作。政府计划、动员和整合所有地方政府和社区的资源,以建立一个综合性生物库。国家生物样本库是由人类标本如血液、尿液、脑脊液、新鲜和石蜡包埋的组织等构成,标本均是从那些接受诊断、治疗和手术的患者中获取的[17, 18]。最初,这些样本是从患有恶性肿瘤、心血管、神经精神性和代谢性疾病等四种主要类型疾病的患者中获取,同时也还包含其他一些患罕见疾病的患者样本,因此也导致单个研究员很难收集到足够数量的标本并进行有意义的观察。随后,组织的样本收集也扩展到不同年龄层面的健康人群。样本库为新型药物开发和主要疾病的机制研究提供标准样本。而医院则计划充分利用样本资源,建立以组织样本库为主的综合性公共服务平台,同时开展与一流制药公司和科研机构的合作以期开发出新型药物。临床生物样本库项目将把基础科学研究与临床应用有效地结合起来[19-22]。

　　综上所述,中国政府和卫生部将在制定国家计划、共享资源、整合生物样本库、开展多方研究攻关,以及促进"应用—教育—研究系统"项目等方面指引前进的方向,从而为转化医学研究的发展塑造一个创新的、可持续的发展模式,最终满足中国人民特定的、独特的需求。

参考文献

[1] The '12th Five-Year Plan' of Medical Science and Technology Development [R]. Beijing: Ministry of Science and Technology.

[2] National Long-Term Science and Technology Development Outline (2006 - 2020) [R]. Beijing: PRC State Council, 2006.

[3] Chinese Academy of Medical Sciences. Chinese Medical Science and Technology Development Report 2012 [R]. Beijing: Science Press, 2012.

[4] Murphy SN, Dubey A, Embi PJ, et al. Current state of information technologies for the clinical research enterprise across academic medical centers [J]. Clin Transl Sci, 2012,5:281 - 284.

[5] Pulley JM, Harris PA, Yarbrough T, et al. An informatics-based tool to assist researchers in initiating research at an academic medical center: Vanderbilt customized action plan [J]. Acad Med, 2010,85:164 - 168.

[6] Ectors N. International and national initiatives in biobanking [J]. Verh K Acad Geneeskd Belg, 2011,73:5 - 40.

[7] De Paoli P. Institutional shared resources and translational cancer research [J]. J Transl Med, 2009,7:54.

[8] Bell WC, Sexton KC, Grizzle WE, et al. Organizational issues in providing high-quality human tissues and clinical information for the support of biomedical research [J]. Methods Mol Biol, 2010, 576:1 - 30.

[9] Herpel E, Koleganova N, Schreiber B, et al. Structural requirements of research tissue banks derived from standardized project surveillance [J]. Virchows Arch, 2012, 461:79 - 86.

[10] Dai K. The development strategy of translational research based on China's current national situa-tion//Sanders S. 2011 Sino-American Symposium on Clinical and Translational Medicine [M]. Washington: Science AAAS, 2011, p7.

[11] Hobin JA, Galbraith RA. Engaging basic scientists in translational research [J]. FASEB J, 2012,26:2227 - 2230.

[12] Westfall JM, Ingram B, Navarro D, et al. Engaging communities in education and

research: PBRNs, AHEC, and CTSA [J]. Clin Transl Sci, 2012,5:250 - 258.

[13] Reis SE, Berglund L, Bernard GR, et al. Reengineering the national clinical and translational research enterprise: the strategic plan of the National Clinical and Translational Science Awards Consortium [J]. Acad Med, 2010,85:463 - 469.

[14] Government, academy and venture firms come together to fund translational and early-stage development [J]. Translation Med J, 2012,1:104 - 106.

[15] Marantz PR, Strelnick AH, Currie B, et al. Developing a multidisciplinary model of comparative effectiveness research within a clinical and translational science award [J]. Acad Med, 2011,86:712 - 717.

[16] Linking practice-based research networks and Clinical and Translational Science Awards: new opportunities for community engagement by academic health centers [R]. Chinese Southern Translational Medicine Forum, 2011.

[17] National Cancer Institute Best Practices for Biospecimen Resources (National Cancer Institute National Institutes of Health U. S. Department of Health and Human Services) [M]. Rockville: National Cancer Institute Office of Biorepositories and Bio-specimen research, 2012.

[18] Biobank standard of national association of pharmaceutical biotechnology (trial) [J]. Chinese Pharmaceutical Biotechnology, 2011,1:71 - 79.

[19] Payne PR, Huang K, Keen-Circle K, et al. Multi-dimensional discovery of biomarker and phenotype complexes [J]. BMC Bioinformatics, 2010,11(suppl 9): S3.

[20] Zerhouni EA. US biomedical research: basic, translational, and clinical sciences [J]. JAMA, 2005,294:1352 - 1358.

[21] Vassal G, Borella L, Pierre A, et al. Translational research and cancer plan [J]. Bull Cancer, 2007,94:1107 - 1111.

[22] Hawk E, Viner JL. What is the future of oncology? National Cancer Institute initiatives to improve research, development, and implementation in cancer prevention and treatment? [J] Semin Oncol, 2006,33(6 suppl 11): S6 - S9.

美国转化研究人才的发展现状

Thomas A. Pearson[a], Wishwa N. Kapoor[b], Robert G. Holloway[a]

[a]纽约罗切斯特大学医学中心,临床与转化科学研究所;[b]美国宾夕法尼亚州,匹兹堡大学医学中心,临床研究教育部

摘要 <<<

　　自 2006 年以来,对员工进行转化研究技能培训已然成为 NIH 的 CTSA 项目的重要组成部分。该培训不仅着力培养员工广泛的、用以解决转化研究相关问题的多学科能力,同时对转化研究范围内某些具体的点也有所关注。教学培训不仅非常有必要,而且应该强调以能力为本,但同时也应该与该领域中一些迅速发展的方法相结合。另外,多学科导师的重要性不言而喻,培养高质量的研究指导老师可以说是一种非常好的长期投资。临床与转化研究的教育和培训往往涉及多个学科,因

Thomas A. Pearson,MD,MPH,PhD
美国纽约克里滕登大道 265 号,罗切斯特大学临床与转化科学研究所
E-mail:Thomas_Pearson@urmc.rochester.edu

此需要在制度层面保持协调并为其调动充足的资源。若要填补如今全美乃至其他研究密集型国家在转化研究人员方面的巨大缺口，那就需要将这些培训的方式和特点毫无保留地坚持下去。

美国临床研究的危机由来已久。在 20 世纪 90 年代中期，随着 NIH 降低了分配给临床与转化研究领域的外部研究基金的比例，这一危机也随之爆发，进而导致越来越少的临床科学家申请以患者为导向的研究经费。而在 1994 年，只有 10% 的 NIH 资助投向了那些有患者直接参与的临床研究项目[1-6]。2005 年，NIH 主任 Elias Zerhouni 宣布临床与转化研究基金（CTSA）项目正式启动[7]，该项目在某种程度上是为了解决在临床和实验室工作的生物医学研究者的短缺问题，这些研究者主要参与将基础研究发现应用到人体的转化过程，其中包括药物、器械以及诊断测试的开发、临床应用以及临床实践和社区层面的推广。新任 NIH 主任 Francis Collins 继续强调培训和职业发展，将"重振并激励包括新科学家在内的生物医学研究界"视为 NIH 重整转化科学五大战略重点之一[8]。

在就美国开展新项目时如何定量和定性地促进转化研究队伍的建设等方面的经验进行讨论时，我们列举了七个支持该项工作的理论前提，这对于在制度和国家的层面上组建一些教育性和指导性的研究及职业发展项目也是有所裨益的（见表 1）。

表 1　支持美国转化研究人才发展的前提

支持美国转化研究人才发展的七大基本前提
1. 一系列广覆盖的培训能够提供解决目前临床/转化研究问题所需的多学科技能。
2. 临床与转化研究培训需要专注于临床/转化研究领域的某一部分。
3. 教学培训需要与时俱进的转化理论和方法课程。
4. 临床/转化研究培训应以能力为基础，传授实际的研究技能。
5. 成功的临床与转化研究需要一支多学科导师团队。
6. 发展高质量的研究导师是拓展转化研究的关键。
7. 临床与转化研究教育项目应在制度层面上予以协调和推广。

1 支持美国转化研究人才发展的七大基本前提

1.1 一系列广覆盖的培训能够提供解决目前临床/转化研究问题所需的多学科技能

大多数生命科学从业人员的职业生涯始于生物学、物理学、化学和数学等基础学科,随后才开始致力于学习某些选定的科学学科的理论和方法。转化科学力图构建一座联结基础研究与临床应用的桥梁,而其所需要的知识和技能来自于更广阔的学术领域(见图 1)。就比如说,"重组转化科学"所需的几个步骤(如治疗靶点有效性验证,虚拟药物的设计以及生物标志物相关研究)[8]有赖于研究者对这些方法的全面了解以及对应用情况的掌握。实验性治疗方案的原则和实践包括器械及原型的开发、临床前毒理学研究、在人类细胞或者其他模型上进行的有效性测试、0 期(首次人体)临床试验以及Ⅰ期(早期循证)临床试验。这不仅需要人类病理生理学和药理学的知识,而且在临床医学和人体受试者保护伦理等方面均有涉及。药品、器械及

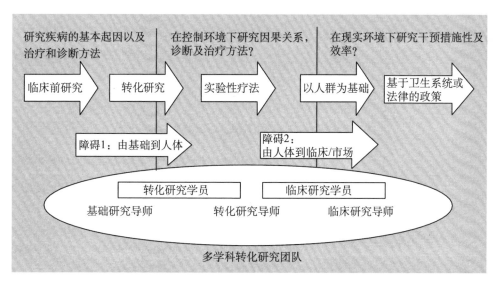

图 1 罗切斯特临床与转化科学研究机构教育与主要功能研究的理论依据

诊断的发展和有效性测试不仅有赖于用于审批的管理科学,同时也要考虑到临床试验设计,其中囊括了卫生经济学、患者满意度/生活质量以及其他心理学指标。最后,将该应用推广到实践和临床还有可能涉及疗效比较研究、应用科学以及上市后流行病学监测。

相关研究的进程囿于转化科学家的短缺问题而受到阻碍[5, 7],在认识到这一事实的同时也引出这样一个问题:"缩小基础科学家与临床医生之间隔阂的最佳策略是什么?"与研究人才相关的分析也已明确表明,北美、欧洲以及亚洲培训的基础研究工作者过多,已经没有足够的岗位来满足所有人的就业需求。与此同时,由于护理人员短缺、临床收益减少以及行政要求增加,临床医生们(如医学博士、牙外科博士等)也日益感受到这些对他们的时间和工作所形成的压力,这也直接导致了医学院和毕业后医学教育中学员能接触到研究培训的机会大大减少。正是在这种背景下,以下三种措施的合理性也就显而易见。首先,基础研究工作者们可以接受更多临床和转化科学培训,让他们能够把基础科学知识和方法运用到转化研究当中。第二,临床医生们也可以接受转化与临床科学培训,并鼓励他们将自己的临床洞察力运用到转化研究中。第三,培训项目还可能培养一批集基础、转化和临床技能于一身的新型复合型人才。在 NIH 和各种基金的资助下,许多转化科学博士都接受了相关培训,但是如果要评价是否有效地缓解了转化科学家的短缺现状,还为时尚早。

1.2　临床与转化研究培训需要专注于临床/转化研究领域的某一部分

培养转化研究员的教育风险就在于,也许他们对多学科的知识均有所涉猎,但却不是任何一个学科领域的专家。理想的毕业生应该就是所谓的"T 形"科学家[9],他们不仅对转化研究有一定广度上的了解,而且对转化研究的某一专业领域在专业技能和知识深度方面都有所钻研,从而能够向学界以及其赞助者提供全新的高质量的研究成果。为了培养这样的人才,匹兹堡大学和罗切斯特大学临床与转化科学项目计划发展四条转化路径,从而能够更多地关注转化科学特定领域的人员和资源。匹兹堡大学 CTSA 项目集中在四个方法论领域:T1 期转化、临床试验、健康科学研究和疗效比较研究。同样的,罗切斯特大学 CTSA 也有四个中心,每一个中心都有一个方法论重点,即实验性治疗、以患者为中心的研究(见 NIH 的定义)、疗效比较研究及基于社区的参与研究[10]。如表 2 所示,这些中心因他们所擅长的专业知识领域不同而各有千秋,但是各中心间还是有一定的重叠、整合和协作,比如他们需要具有不同技能的人员以及不同的设施和设备。而通常硕士学位培养计划与这些方法教学是紧密相连的,其需要参与一年的教导课程并且有一年以上的指导性研究经验。每一个项目都共享许多研究技能人才,这对于一些课程如流行病学和生物统计学以及负责任的研究行为亦是如此。然而,每个项目也还是有其独特的重点。比如说,罗切斯特大学的转化科学硕士学位着重强调人类病理生理学、实验治疗学和转化实验室技术这类课程。而临床研究学的科学硕士学位则主要强调高级流行病学和生物统计学方法,临床试验的设计与实施以及行为医学。效益比较项目则将重点放在卫生医疗服务研究上面,包括决策分析、成本效益以及应用科学。公共卫生硕士课程则包括卫生政策、社区参与、环境健康以及预防医学。

表 2　罗切斯特临床与转化科学研究所的转化科学领域研究中心[10]

中心项目及职能	人体实验治疗中心(CHET)	临床研究中心(CRC)	研究执行及转化中心(CRIT)	社区卫生中心(CCH)
转化科学	实验性治疗方法/药物进展	以患者为导向研究	效益比较/应用科学	基于社区的参与性研究
专业知识/关键角色	与基础科学家进行交流 Ⅰ期临床试验 首次人体试验 政策支持 临床试验 协调运作 临床药理学	Ⅱ、Ⅲ期临床试验 代谢研究 影响及运动学 方案进展及总结 高风险研究	Ⅳ期临床试验 成本效益 疗效研究 比较效益 应用科学 混合及新方法	基于人群的研究 基于社区的研究 文化胜任力 社区参与 社区导向员 基于实践的研究

（续表）

中心项目及职能	人体实验治疗中心（CHET）	临床研究中心（CRC）	研究执行及转化中心（CRIT）	社区卫生中心（CCH）
人员/职工	临床药理学家 临床试验主管 生物统计学家 生物信息学家 监管科学家	临床研究协调员 营养学家 运动生理学家 行为学家 研究协调员	成本效益专家 卫生经济学家 临床决断分析师 人种学家 复杂系统研究院应用科学家	健康教育工作者 流行病学家 行为学家 预防医学及公共卫生医师
设施/设备	研究管理软件 生物医学信息学 临床试验协调中心 临床物资支持单位 GMP设施 基础科学核心实验室	入院即出院患者研究 运动实验室 影像及人体测量设备 行为评估实验室 临床实验室	行政数据库 电子医疗档案 数据仓库 基于实践的研究网络诊所	基于实践研究网络诊所 基于社区临床研究中心 社区注册机构数据库 重要统计数据 区域卫生信息组织
教育计划	转化研究科学硕士学位	临床研究科学硕士学位	比较效益学研究证书及硕士学位 基于网络的CME工程	公共卫生学硕士 社区教育计划

所有这些项目都需要一个与期刊的同行评审相一致的学术质量控制。学员在撰写专业论文时能专注于某一特定课题，不论是作为研究团队的一员还是负责人抑或首席研究员，他们都能够在其他人的指导下获取参与该转化研究项目所必需的研究经验和技能。

1.3 教学培训需要与时俱进的转化理论和方法课程

CTSAs的专家工作组初步确立了14个核心主题领域，计划在这些领域上构建临床与转化科学的核心竞争力（见表3）[11]。就在这些核心领域之内，他们在整个转化研究范围里面列出了超过100项的核心竞争力。这些核心竞争力为那些正在制定课程计划的机构指明了方向。此外，作为教学资源的一种储备，那些拥有转化科学长期课程的机构也可以将核心竞争力映射到一些既存的课程或者研讨会当中。核心竞争力还可以作为一种监测教学计划升级效果的评估工具。最后,CTSA 机构制订的核心课程还鼓励某些其他特定的学科(如生物统计学、生物信息学等)的参与和协助,从而可以明确这些领域所授的课程。

表3 CTSA 核心课程:核心专题领域[11]

临床与转化研究问题	
文章审评	科学交流
研究设计	文化多样性
研究执行	转化团队
错误来源	领导力
统计方法	跨学科训练
生物信息学	社区参与
负责任的研究行为	

全国 CTSA 教育资源计划已经承担了 60 所 CTSA 机构核心课程补充模块的鉴别、分类和评估任务,这其中还包含了许多 NIH 网络教学的课程。目前已经确定了逾 100 项课程并发布在 CTSA 网站上,其中有 52 项出自 NIH[12]。

爱荷华大学 CTSA 项目已经建立了一所虚拟大学作为网络课程知识库,并且可以在 CTSA 机构间共享,当然也可以与全国和世界各地的研究机构分享,这些都是可以经安全的门户网站获取的[13]。虚拟大学既囊括了那些核心学科(如生物统计学、流行病学等)所需要的核心课程,也包括一些为深入培训而定制的特殊课程。这些教育资源可以通过文本(PDF)、幻灯片、播客以及视频广播等各种形式获取。

转化研究领域是与时俱进的,那些被考虑作为核心学科中的新专题领域可以证明这一点。例如,原先 CTSA 项目资金通告上并没有提到比较效益研究,然而 NIH 和奥巴马政府对其显示出浓厚的兴趣,也就自然而然地大大激励了它的快速发展。2009 年医学研究委员会发布的报告[14]也显示,比较效益研究已成为国家优先重点,并且其显著的实用性也促使美国政府

(评价医疗法案)[15]增加了对它的投资。国家转化科学促进中心的成立进一步强化了创新及合作培训项目,这些项目在加快新的药物、诊断方法以及医疗器械推广至患者进程中都是必不可少的一部分(http://www.ncats.nih.gov/index.html)。

1.4 临床/转化研究培训应以能力为基础,传授实践的研究技能

表3所列出的核心课程涵盖了许多以技能为主的专题领域。对于那些以获取知识为学习目标的学员而言,只要以合格的成绩完成一项指导性课程就足以说明他获得了这方面的核心竞争力。然而,一些核心主题领域的信息并不是简单地通过指导性课程就能轻松传授的。

这种例子包括研究的实施、负责人的研究行为、科学交流、转化团队、领导力以及跨学科培训。对于一些不能在指导性课程中有效传授的核心竞争力,匹兹堡大学制定了一套评估方案。在培训课程或者经费申请课程中就存在评估一些技能(如提出假设)的机会。通过对地方以及国家级的一些研究座谈会的报告或者一些摘要或者手稿的出版物进行评估,从而来满足科学交流的需求。而其他的一些主题,比如说"负责人的研究行为"或者"领导力",可以通过诸如案例分析、角色扮演或者其他的激励形式来解决。初级调查员也需要接受这些技能的相关培训,这对于他们是否能够在研究环境中生存至关重要,包括教学、论著书写、公众演讲、倡议、申请经费、团队科学以及领导力等。

1.5 成功的临床与转化研究需要一支多学科导师团队

正如图1所示,多学科转化研究团队可能包括来自基础、转化以及临床科学领域的导师,他们之所以被选中完全是依靠自身的学科或者方法学背景。表2则显示在整个转化研究谱的四大领域中,多学科是如何运转的。这种团队指导方法有许多额外的优势,比如说为培训者树立更多榜样、提供更多参与到不同教育活动的机会(如研讨会和杂志社)以及避免培训者为了满足自己在某些领域的教育需求而过分依赖于同一位导师,这些领域则包括准备论著或者经费申请的撰写,评价某一实验技术以及在培训期间确保经费。如果最初的导师需要更换、调动或者退休,这种团队指导方法还能够为培训者提供其他机会。

多学科的教师"团队"受邀在博士论文委员会中担任博士后顾问或者在职业发展指导委员会中任职,已直接促进了多学科转化研究团队的形成。研究性大学的部门和中心在这方面往往是孤立的,因为他们很少与校外的部门或者中心有交集。尽管有许多教师会犹豫是否要花费时间离开自己的实验室去参加一些由其他教师推动的研究合作,但是许多教师也会经常接受某一位学员的邀请来参与学生研究咨询委员会,这在本质上就是一个多学科转化研究团队。培训完成后,该团队还将继续保持互惠互利的合作研究。

1.6 发展高质量的研究导师是拓展转化研究的关键

CTSA 项目在成立之初对导师的发展就非常重视。不管那些指导新研究员的团队方法有多成功,对于一名学员的职业发展而言,仍需要一名或者两名经验丰富的教师承担起教学职责[16]。CTSA 项目经常会对他们导师的教学水平进行评估,通常是依据已获取研究经费的多少以及那些正接受培训的学生、同事和初级教员的追踪记录来判定。然而,具有这些资格的教师并不一定具有优秀的教学技能。有两种提升导师质量和数量的方法,一种就是针对现在或者未来导师的教育计划,另一种则是开发一系列教学工具和程序来提升教学活动的质量和一致性。

许多 CTSA 计划已经开始启动教师发展计划,以提升那些正在培训转化科学家的教师们的教学水平。全国 CTSA 联盟的导师工作组力图确立 CTSA 机构内教学实践水平的标准。就比如说,威斯康星大学 CTSA 项目已经在开发一种教学入门课程,即"Fleming M:走进教学,2011,个人沟通能力",其着重点就在于教学过程,包括六种能力:①有效的沟通;②建立并调整导师和学员的期望值;③评估学员对科学研究的理解;④解决教学关系多样性问题;⑤培养学员的独立性;⑥促进学员职业生涯的发展。已经有 16 家机构对该课程开展了评估工作(大多数为 CTSA 机构),283 对随机抽取的师生组合接受了一项时长 8 小时的基于案例的小组讨论式培训,或者不受干预(对照组)。最终的师徒综合得分则用来评价干预组与对照组的教学能力和实践,其结果成功验证了使用结构化教学可提升教学技能这一论断。该培训材料可以在 CTSA 网站上获取[13]。

许多其他机构已经建立了一系列更正式的流程和工具来支持高质量的教学。NIH 培训补助金所提供的就是研究职业发展计划或者"教学合同",导师和学生可以使用这个模板并在培养计划上达成共识。这种书面文件可促进导师与学员之间的沟通,并且让两者达成共同期望。此外,RCDP 对以下内容进行了详尽的描述:①学生在培训期间的期望和学习目标;②支持这些目标的教学课程或者学位课程;③所指导的研究项目,其中包括那些多学科合作导师也可能参与的项目以及导师与学生之间的互动计划;④职业发展活动计划(如参加或出席研讨会、讲习班、国内会议、暑期课程等),开展教学活动,并撰写论著和经费申请书。而对于年度审查,导师和学生组合也可以使用 RCDP 以确保培训项目的进展方向与学员的职业期望和学习目标相符。

RCDP 同样也为导师提供了很多发展机遇。在匹兹堡大学,为导师/学员组合开设了哲学方面的结构性教学技能课程。对于这种课程,导师同样也是需要学习的。而在罗切斯特大学,教师发展委员会的教师会与 CTSC 资助的学员在第一学年的上半学期即进行一对一的会晤,而在下半学期则结成导师—学员对,使用 RCDP 审查进展情况。这就创造了一种监控和反馈的机会,能够筛选出配合不佳的组合并且重新为学员选定方向或者指定一名新导师。这两种方法都给导师教学水平的提升创造了机会,包括能够在一年内进一步参与到教学工作组以及研讨会当中。

1.7 临床与转化研究教育项目应在制度层面上予以协调和推广

在美国,硕士和博士学位的学术计划往往只能限于学系之内,而这些学系都在大学各学院的管辖之下,这对于最大限度地提升培训的跨学科性质无疑是一种障碍。然而,那些能够提升核心竞争力的课程可以设立在特定的系或者项目中,从而以一个更广的视角,对学员使用的课程、导师和研讨会等的运用情况进行监管。这有助于降低课程及研讨会的冗余性,同时又增加了参与课程学员的多样性,并鼓励多学科教师积极参与研究团队。比如,在 CTSA 项目启动之初,匹兹堡大学建立了临床研究教育机构来解决这些问题。所有临床转化科学培训项目都集中在这个伞式组织之下。该教学网络拥有超过 400 名教员,为来自于健康科学学院不同部门以及其他学院,如工程学院、计算机学院和社会学院的学生和学员推荐导师。

2 挑战与机遇

七大前提为转化研究培训项目的组织和实施提供了方向。尽管 CTSA 项目已经被启动并发展了六年之久,但也仅仅是刚开始处理全国转化科学家短缺这一棘手问题。对于转化培训所面临的一系列问题而言,许多问题因其重要性而备受关注。转化事业发展的最后一步,是研究项目资金在结题和续期后能否取得长期的资助,将一直是大家关注的焦点[17]。这就要求 NIH 的审查过程能够意识到新型转化科学家的存在,他们都是多学科人才,而制定的研究计划书往往能够横跨数个 NIH 机构的优先重点,并且可能出现同一个计划书中既包含临床前研究(如细胞和动物研究)也包括临床研究的情况。CTSA 项目及其成员机构已经开始制定具体方案,以最大限度地降低项目发展后期阶段中转化研究者的退出率。

另一个关注点则是美国转化研究人才的多样性。参与到专业和研究生课程的女性及少数族裔研究员越来越多,但是美国大学中大多数资深教员还主要是多数族裔的男性。女性和少数族裔的低保留率问题必须解决。罗彻斯特大学已经获得了 NIH 授予的探路者基金,以针对研究项目中新研究员的保留问题,来评估不同解决方案的成效。根据评估方案,152 对导师和学员组合,其中还包括妇女、少数博士后或者初级教员以及他(她)的导师被随机分为四组:①同行教学组;②行为教学组;③两者都有;④以上均不是(即对照组)(Lewis V,个体交流)。

第三个令人感兴趣的领域就是对研究人员开展科学团队的教育和培训,包括在研究团队环境下开发领导力。然而,任用和晋升的规则对于所有在研究团队中发挥关键作用的教员并不是一视同仁的(如生物统计学、生物信息学、基础科学核心实验室等领域的教员）。悖论就在于，在大力发展团队培训实践的同时，又期望研究生们将他们的研究事业奉献给那些对自身工作认可度极其有限的研究团队。

最后，尽管私营企业投资基础医学的情况已经有了显著变化，但是无论是在企业工作，还是在企业的赞助下开展研究工作，他们对转化研究员的需求还是在不断增长[18]。然而，学员们在目前的课程中往往接触不到管理科学或者在药物或者器械开发过程的管理问题。全国 CTSA 计划的公-私伙伴关系的关键功能组合已经在大力提升药物或器械开发以及技术转移过程中的竞争力。尽管如此，已完成学术课程的毕业生在企业中往往还需要接受额外的培训。因此，是否需要把这些额外的培训整合进他们的课程或者转化研究培训项目的职业发展模块中，还有待进一步解决[19]。

参考文献

[1] National Institutes of Health. Setting Research Priorities at the National Institutes of Health [R]. U.S.: HHS. gov, 1997. http://www. nichd. nih. gov/research/planning/.

[2] Nathan DG, Varmus HE. The National Institutes of Health and Clinical Research: a progress report [J]. Nat Med, 2000,6:1201-1204.

[3] Lenfant C. Shattuck lecture—clinical research to clinical practice—lost in translation? N Engl J Med, 2003,349:868-874.

[4] Schwartz K, Vilquin JT. Building the translational highway: toward new partnerships between academia and the private sector [J]. Nat Med, 2003,9:493-495.

[5] Sung NS, Jr Crowley WF, Genel M, et al. Central challenges facing the clinical research enterprise [J]. JAM A, 2003,289:1278-1287.

[6] Nathan DG, Wilson JD. Clinical research and the NIH—a report card [J]. N Engl J Med, 2003,349:1860-1865.

[7] Zerhouni EA. Translational and clinical science: time for a new vision [J]. N Engl J Med, 2005,353:1621-1623.

[8] Collins F. Reengineering translational science: the time is right [J]. Sci Transl Med, 2011,3:90cm17.

[9] Colwell R. Report of the Committee on Enhancing the Master's Degree in the natural sciences [J]. Washington, National Academy of Sciences, 2007.

[10] Pearson TA, Fogg TT, Bennett N, et al. Building capacity across the spectrum of

research translation: centers of excellence within the Rochester Clinical and Translational Science Institute [J]. Clin Transl Sci, 2010,3:272 - 274.

[11] CTSA Core Competencies. https://www. ctsacentral. org/core-competencies-clinical-and-transl- ational-research. Poloyac SM, Empey KM, Rohan LC, et al. Core competencies for research training in the clinical pharmaceutical sciences [J]. Am J Pharm Educ, 2011,75(2):27.

[12] National CTSA Educational Resource Program. https://research. urmc. rochester. edu/ncerp/search/. Leshner AI, Terry SF, Schultz AM, et al. The CTSA Program at NIH: opportunities for advancing clinical and translational research [M]. Washington: National Academies Press, 2013.

[13] CTSA Virtual University: http://www. icts. uiowa. edu/content/virtual-university. University of Iowa Postdoctoral Association's Professional Development Committee. Professional development opportunities available at the University of Iowa and Elsewhere (on the Internet) [M]. U. S. : CTSA Virtual University, 2012.

[14] Institute of Medicine. Initial national priorities for comparative effectiveness research [M]. Washington: The National Academies Press, 2009.

[15] Lauer MS, Collins FS. Using science to improve the nation's health system: NIH's commitment to comparative effectiveness research [J]. JAMA, 2010, 303: 2182 - 2183.

[16] Johnson WB. On Being a Mentor. A guide for higher education faculty [M]. New York: Psychology Press, 2007.

[17] Kotchen TA, Lindquist T, Malik K, et al. NIH peer review of grant applications for clinical research [J]. JAMA, 2004,291:836 - 843.

[18] Stevens AJ, Jensen JJ, Wyller K, et al. The role of public sector research in the discovery of drugs and vaccines [J]. N Engl J Med, 2011,364:535 - 541.

[19] Biomedical Research Workforce Working Group Draft Report[R]. National Institutes of Health, June 14,2012. acd. od-nih. gov/bmw_report. pdf.

中国转化研究人员培训现状

时占祥[a]，戴尅戎[b]

[a]美国马里兰州卡顿斯维尔，全球医生组织网络公司（GlobalMD）；[b]中国上海交通大学医学院，干细胞与再生医学临床转化中心

摘要 <<<

中国正在如火如荼地开展跨国临床药物试验，当然也正日益面临着确保研究质量和保护人体受试者等方面的巨大挑战。然而，我们也已经认识到，引入一系列以美国国立卫生研究院（NIH）及其资助的临床与转化科学基金（CTSA）机构核心培训课程为基础的临床转化研究的标准和准则也是刻不容缓的。在中国开展临床与转化研究培训，其产生的最初效应不仅在于相关理念的提升，同时还需保证不论是在美国还是中国环境下，这些相关的专业知识都能够被采纳、应用和共享。

时占祥，MD，PhD

美国马里兰州卡顿斯维尔，巴尔的摩国家公路 5632 号

E-mail：Tim@GlobalMD.org

在过去的几十年间,中国的经济增长可谓突飞猛进。与此同时,国家也采取了一系列旨在促进科学和技术发展的重大举措,尤其是在国家"十一五"规划(2006—2010 年)和"十二五"规划(2011—2015 年)期间,加大了对生物科学和医学研究基础设施的投资[1]。此外,有关创新药物研究以及转化研究实践,连同以循证证据为基础的政策制定,都一并得到政府的重视和支持[1]。临床研究对于 13 亿中国人民是否真正有利,此时下结论还为时过早,但是可以肯定的是,越来越多的附属于地方医院和学术机构的临床研究设施都已经建立起来了。这些设施作为临床试验定点设施,肩负着对企业研发的新药的安全性和有效性进行监测的重任。药物开发过程中的高品质转化与临床研究的预期成果,就是让中国人民能够更快地获取标准化且确有疗效的产品。

近几年,在中国开展的跨国临床研究和药物试验大幅增加,提交给美国食品和药物管理局(FDA)的来自中国和其他发展中国家的临床资料也越来越多,资料的部分内容为企业资助的多点试验和上市后的市场调查[2]。

目前,如何确保切实秉承良好的科研准则和实践,以及坚持数据质量和保护研究对象,已对临床研究的全球化提出了重大挑战[3-6]。

由于大多数临床研究和试验都是由医生、护士和保健医生执行,针对他们开展相关专业培训与试验数据的妥善管理同样重要。但目前世界范围内的医学教育仍着重于医疗保健,即管理患者的诊疗过程[7],对于临床研究理论和实践方法的传授基本没有涉及。此外,在类似于中国的发展中国家中,能够接触到临床研究的正规课程甚至获得认证的机会是少之又少的。如果公认的国际标准不能够被广泛采纳,那么在全球范围内进行共享和合作也就将更加困难[6]。

目前,我们迫切需要实施培训标准化的重要举措,从而促进全中国范围内包括学术界、医疗保健行业以及生物产业领域关键利益相关者之间的交流及合作。

1 中国的培训课程

由于中国当地医院的医疗保健从业者以及研究机构的研究员很少有机会接触到符合转化研究国际标准的先进知识以及系统性的培训,因此,我们从2008年就开始将许多类似的培训课程引入中国(见表1)。起初,我们选择了美国国立卫生研究院临床中心(NIH CC)的课程——《临床研究的准则与实践》(the Principles and Practice of Clinical Research,PPCR),该课程已经在学术界获得一致好评且为国际认可(自1995年来,全球已有超过2万专业人士获得了认证),因此能够作为NIH的核心培训内容[8]。基于NIH临床与转化科学基金(CTSA)模式以及中国特色的学术和医疗保健大环境之下,另一项培训课程则是注重于临床和转化研究过程中的有效管理及领导力的培训。由上述两类课程内容浓缩而来的3天或5天的系列培训,主要是以密集的课堂讲座和小组讨论的形式进行。对于中国的转化研究员而言,有关临床试验设计以及人体试验受试者保护两方面的额外培训也非常必要,类似于临床药理学原理(5天课程)、生物伦理和伦理审查委员会(2天课程),这些由NIH CC设计的课程已经被添加进我们的培训项目中并予以实施。讲授这些课程的人员,主要包括那些来自于NIH CC的讲师以及隶属于NIH CTSA资助的学术机构的教员。教员们大多来自于包括耶鲁大学(耶鲁大学临床研究中心)、范德比尔特大学(范德比尔特临床与转化研究所)、南加州大学(南加州临床与转化科学研究所)以及佛罗里达大学(佛罗里达大学临床与转化科学研究所)等的CTSA机构,他们为中国的医生和临床研究员们提供了各种资源信息,并分享了其在建立临床与转化科学中心过程中的一些亲身经验和教训。

该培训以一种前瞻性、系统性的方式传授必要的知识和信息,这与从研究员们的经验中获取信息的方式正好相反。此外,该培训提高了临床医生的科研能力,强化了当地医院以临床研究为中心的研究氛围。而对于那些身处当地医疗和研究环境中的转化研究员而言,多学科知识的获取已经成为培训系统中一个非常关键的基石。

表 1   在中国开展的培训课程范例

a 课程 1：临床研究原理与实践

第一天
- 项目简介和概述：临床研究和 NIH 临床中心的历史
- 临床研究项目设计和指南：生物统计学简介（随机化、假设检验、样本大小）

第二天
- 机构审查委员会，临床研究的完整性和伦理问题
- 样本机构审查委员会

第三天
- 临床研究数据及安全性监控
- 交互式输入和协议式讨论：
    1. 肝癌-基因治疗临床项目
    2. 应用人脱细胞同种异体神经修复周围神经缺损（多中心评估）

第四天
- 应用统计分析中的次级数据研究临床意外风险范例
- 交互式授课和协议式讨论：
    1. 临床研究计划方案：使用新辅助放化疗治疗局部晚期直肠癌的随机对照试验（长期与短期疗效对比）
    2. 一项前瞻性多中心外科试验：Pringle 法（阻断肝门血流）所致缺血/再灌注损伤对肝癌复发的影响

第五天
- NIH 临床研究合作与经费申请
- NIH 导师问答及 PPCR 培训评估
- 最终评估与测试

b 课程 2：临床与转化研究：规划和专业管理

第一天
- 美国临床与转化科学活动的形成及进展简介
- 临床与转化研究中心（CTRCS）：确定目标，建立领导小组，构建管理架构；外部顾问委员会的作用
- 在 CTRCs 开展临床试验时对基础设施的要求：对训练有素的研究人员、项目经理、生物统计学家及信息工具的迫切需求
- 生物伦理学与临床研究的融合

第二天
- 临床与转化研究实践的监督
- 构建 CTRC 联盟平台：特定疾病领域的信息学、数据共享及临床试验管理
- 为 CTRCs 建立有效和高效的核心设施：对管理和财务进行讨论
- 开展 CTRCS 培训项目，通过跨学科、以团队为中心的方法开展临床转化研究
- 开展试点项目和财务管理，以激励 CTRCs 内部及各中心之间的相互合作

（续表）

第三天
- 建立生物产业与学术合作伙伴关系联盟（包括对如何防止利益冲突进行讨论）
- 评估 CTRC 的有效性：设计定量和定性指标来实时评估各中心表现
- 小组讨论及转化中心案例分析
- 评论：中国国家"十二五"科学发展计划，推动生物医学转化研究
- 课程总结及评估：问答及讨论

c 课程 3：临床药理学原理

第一天
- 临床药理学原理简介
- 药物代谢
- 药物及其代谢产物化学分析
- 临床药代动力学
- 提问和讨论

第二天
- 药物分布的分段分析
- 药物吸收及生物利用度
- 肾脏疾病对药代动力学的影响
- 血液透析患者的药代动力学
- 提问和讨论

第三天
- 遗传药理学
- 肝脏疾病对药代动力学的影响
- 群体药代动力学
- 药物疗效的生理和实验室指标
- 提问和讨论

第四天
- 临床药物开发项目的设计
- 疾病进展模型和临床试验模拟
- 美国 FDA 在指导药物开发中的作用
- 提问和讨论

第五天
- 课程总结及评估：问答及讨论

d 课程 4：生物伦理学及机构审查委员会（IRB）实践简介

第一天
- 针对 NIH IRB 成员的计算机培训：简介，使用 NIH IRB 审查标准，继续 IRB 审查，IRB 备忘录以及其他问题。

（续表）

第二天

● NIH IRB 新成员训练:机构审查委员会,护理标准,非标准护理和研究,案例研究和讨论"尖端共识",IRB 主题:

    1. 弱势群体

    2. 放弃知情同意权

    3. 放弃知情同意书

    4. 胚胎干细胞

    5. FDA 与 OHRP 规则的差异

    6. 支付课程

    7. 发展中国家的研究

    8. 应急研究

    9. 有关治疗的一些误解

    10. 遗传学研究

第三天

● 伦理学研究简介:八大伦理原则,知情同意研究
● 风险和收益:美国 IRB 要求 vs. 欧洲 GCP 指令
● 课程总结及评估:问答及讨论

目前,我们已经将许多教学方法应用在培训课程当中,其中包括 NIH 教员在中国开展的现场讲座、网站(www. ChinaGlobalMD. cn)上的网络课程以及针对某一特定主题的科学讲习班或研讨会。此外,有关讲座的课本和讲义都已经被翻译成中文版本,方便培训者自学。为了迎合不同专业水平培训者的需求,针对当地以问题为导向的案例研究我们也做了一些调整。现阶段,整合集中培训方法已被证明是非常有效的,课程包括演讲、在线视频和关于某一主题的小组学习会,以及一对一的辅导教学。

截至 2012 年 7 月,4 000 多名来自中国约 500 家医院和科研机构的临床医师、基础研究人员和护士参加了各种临床与转化研究培训课程,这些课程都是由 GlobalMD、NIH CC 以及一些中国的一流医院组织开展的。

从培训者填写的注册信息表可以看出,大约 48% 的参与者为医生,28% 的参与者为项目助理,其余的 24% 则是行政人员、居民、MD 或 PhD 候选人,其中大多数参与者(76%)已经在其日常工作中或多或少地接触到临床和转化研究和(或)药物试验。对于多数参与者而言,获取更多的知识、谋求职业发展以及晋升是他们参与的主要动机;而对于在校学生和应届毕业

生而言,想要在临床和转化研究领域干出一番事业亦是推动他们参与培训的因素之一。

2 培训评估

我们对每一项课程的有效性都进行了调查,被调查者均为匿名参加。比如,在 PPCR 课程中(见图 1),学员们在培训前后都会接受测试,以评价培训对他们临床研究能力掌握度的影响。在每一节培训课程前后都会对临床研究环境下的参与者进行问卷调查,结果均显示该课程显著提升了他们的理论与实践知识。

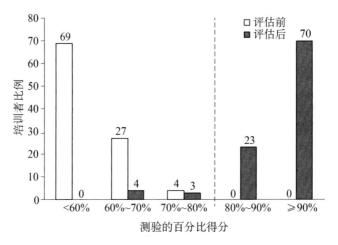

图 1　NIH PPCR 参与培训课程前后的评估结果

课后评估则使用一种四级 Likert 量表(一种在问卷中使用的心理量表,分为优秀、良好、一般和较差四个等级)。结果显示,课程内容和课程质量方面,评分均为 90% 的优秀率;案例讨论的评分只有 67% 为良好,很有可能是因为这些案例都是基于美国临床研究环境,与中国当地的医院情况相比存在较大差异,这在人体受试者的知情同意和保护问题上尤其明显。87% 的受访者认为,该课程给他们提供了一个很好的机会,能够对中美两国临床研究原则与方法差异进行比较和理解;94% 的受访者认为,他们所学会的临床研究方法可用于中国的临床试验实践。

为了评估该培训对参与者后续临床研究实践的长期影响,我们在 18 个月后又随机抽取了第一批 100 名参与者进行随访调查。参与者们都被问及以下问题:该课程是否能够加深他们对临床研究理论与实践的理解?是否能够激起他们对临床研究实践更大的兴趣?是否能够理解甚至采用 PPCR?他们所学习的方法是否切实可用?问卷还涉及数据安全监测、不良事件报告意识、对上市后监控的理解、专科疾病临床研究课程的优势、撰写成功的基金申请书以及发表科技论文数量等问题。对于这个问卷调查,响应率达到了 100% 且反馈结果非常优异,参与者们普遍认为培训的各方面实用性很强。

在经历了整整 3 天的培训项目(见表 1)之后,最后一天则进行"临床与转化研究:规划和专业管理"培训,针对该课程我们还开展了一项独立的匿名调查。对于该课程的总体满意度为 97%,讲座和展示的形式获得了 93% 的支持率,小组讨论形式获得了 100% 的满意率。此外,对于在自己的工作环境下从事临床与转化研究,学员们也对其潜在优势进行了评价。大多数学员(89%)认为,该培训计划有助于他们更好地理解转化科学的理念;79% 的学员表示,培训计划也提升了他们的转化研究实践水平;但 76% 的学员表示,临床治疗和(或)基础实验室研究实践似乎不可能直接从这类培训中获益。

培训者们对以下几个课程内容表现出极大的兴趣,包括转化研究项目成功案例研究、医院在推进转化研究进程中所发挥的作用、团队精神和协作的途径、转化研究学术界和企业合作的相关资源,以及最重要的即转化研究实践中知识产权和科学出版物著作权等问题。

尽管中国尚未在国家层面上明确给出转化科学的发展路线图,但显而易见的是,与 NIH 推进的转化科学路线图相比,中国的转化研究实践模式将是一条完全不同的途径,它将更侧重于在社区层面上提升医疗保健和疾病预防的水平。

3 结语

在过去的 4 年中,中国为各个专业领域的人才引入了许多临床与转化研究的原则和实践理念。参与者对我们课程的评估也能帮助我们对课程的教学方法和内容进行调整,确保参与者获得更多的收益。目前,临床研究教育和实践已经取得了切实的进展,并且转化医学实现标准化和全球化的可能性也在日益增强。这些经验都表明,无论是在美国还是中国的大环境下,美国的临床与转化研究的原则以及宝贵的专业知识都是可以被采纳、应用和共享。

接下来提升临床与转化研究质量最关键之处在于,在中美医务人员之间开发一套虚拟网络,进一步支撑临床研究的标准化概念以及人体受试者的保护策略。该网络能够提供一个高效并且有意义的交流平台,促进临床研究产生的知识和成果最终转化成社区医生们的诊疗实践。

为了给那些正在学习临床与转化研究的当地医生和研究员提供更多学科资源,我们与 NIH CTSA 资助的学术健康研究中心合作,采用他们的教育和培训项目来训练中国的下一代转化研究员。从课程的评价中可以看出,对于中国的研究员而言,如何就生物伦理学和人体受试者保护等方面进行有效培训,其关键就在于需要将课程与那些出现在中国临床试验、实验室以及病房中的具体病例相结合。

多学科研究团队以及良好的临床实践和监管标准化是促进中国转化科学发展的必要催化剂。有效的培训计划是中国转化科学体系中最基本的一部分,并且还可拓展到其他国家。在全球转化与临床研究持续发展的情况下,对下一代的临床与转化研究人员进行教育和培训可以也应该作为一种主要方法,以期减少临床与转化研究标准和实践之间的差异。

参考文献

[1] Chen Z. National plan on translational medicine in China: promoting health care reform

and improving people's health//Sanders S. 2011 Sino-American Symposium on clinical and translational medicine [M]. Washington: Science AAAS, 2011, 7 - 8.

[2] FDA Cardiovascular and Renal Drugs Advisory Committee. Meeting Documents, 2007. http://www. fda. gov/ohrms/dockets/ac/07/transcripts/2007-4327t-02-part2. pdf (accessed Jan. 30, 2009).

[3] Glickman SW, McHutchison JG, Peterson ED, et al. Ethical and scientific implications of the globalization of clinical research [J]. N Engl J Med, 2009, 360: 816 - 823.

[4] Thiers FA, Sinskey AJ, Berndt ER. Trends in the globalization of clinical trials [J]. Nat Rev Drug Discov, 2008, 7:13 - 14.

[5] Rowland C. Clinical trials seen shifting overseas [J]. Int J Health Serv, 2004, 34: 555 - 556.

[6] Califf RM. Simple principles of clinical trials remain powerful [J]. JAMA, 2009, 293: 489 - 491.

[7] Annas GJ. Globalized clinical trials and informed consent [J]. N Engl J Med, 2009, 360:2050 - 2053.

[8] Gallin JI, Ognibene FP. Principles and practice of clinical research [M]. 2nd ed. Burlington: Elsevier, 2007.

转化医学在台湾：私人基金会赞助的影响力

Samuel H. H. Chan

中国台湾高雄,长庚纪念医院,生物医学转化研究中心

摘要 <<<

　　长庚纪念医院生物医学转化研究中心（Center for Translational Research in Biomedical Sciences，CTRBS）坐落于台湾南部城市高雄市,该中心现已成功建立了一种新的转化医学模式。本文将主要介绍中国台湾地区民营企业的核心价值是如何促成台湾地区首家转化医学中心的创立,并且将详细阐述在推进生物医学(尤其是转化医学)研究的进程中,长庚医疗财团是如何利用私募资金来践行 CTRBS 的理念和目标。

Samuel H. H. Chan，PhD
台湾高雄市台北路 123 号,长庚纪念医院生物医学转化中心
E-mail：shhchan@adm. cgmh. org. tw

在过去四十年里,拥有约2 500万人口的中国台湾地区在经济发展方面可谓突飞猛进。与世界上许多国家或地区一样,台湾当局"主管部门"对生物医学研究的发展也给予了大力支持。近些年,台湾地区在转化医学领域所取得的一项重要成就,就是在2011年启动生物医药研究计划[1]。该计划的资助机构包括台湾当局"主管部门",如"科学委员会""经济部""卫生署""原子能委员会"以及一些相关的参与组织,包括"生物技术开发中心""卫生研究院"以及"药物评估中心"。据报道,该计划为当局、学术界以及产业界提供了一个交流互动的合作平台,大大提高了企业在生物医学领域的投资意愿。

目前,台湾地区在鼓励转化医学发展上仍面临三大棘手问题:①对于"转化医学"这个概念"主管部门"尚无明确的定义;②各"主管部门"之间的职责各不相同,时有冲突;③出台的政策因官僚主义很难持续贯彻下去,这也导致一些长期投资的不稳定性。不过,来自长庚医疗财团(Chang Gung Medical Foundation,CGMF)的私募资金极大地推动了生物医学研究,尤其是在促进转化医学的发展上起到了关键性作用。

王永庆先生于1976年建立长庚医疗财团,同时他也是台塑集团的创办人。该基金会成立后,通过建立一体化综合性的医疗保健体系以及聘用培养有才能的研究员,将顶尖技术应用于医学研究,引领医疗保健改革,使其效率最大化,从而达到提高医疗服务的目的。秉持着"提供医疗健康服务,倡导不以营利为先的社会公共福利",长庚医疗财团现已建立六家医疗服务中心,并将其战略定位在服务于民众之上。在基金会充足的资金赞助下,医学研究一直是这些医疗服务中心职能的重要组成部分。2007年,王永庆先生创建了台湾地区第一所转化医学研究中心,并且2009年生物医学转化中心(CTRBS)正式在全台六所医学中心排名第二的长庚纪念医院揭牌成立。

1　生物医学转化研究中心的理念和目标

CTRBS的管理理念是双重性的[2]。首先,转化医学研究的终极目的是解决健康问题。医学研究致力于改善人类的生活,而临床医学与基础医学研究的唯一区别即是研究材料的不同。因此,实际上转化医学已超越了实验室与临床研究之间的界限,并且是对相关特定的健康主题的理念、技术以及研究成果的一种整合。其次,转化医学研究需要交流和沟通。对于资源发现和协作工具的需求正日益为转化科学家们所认同[3]。"translation"一词一般定义为:"使用另一种语言表达"。这个定义可以扩展为:使用通过更简单、不复杂的描述进行表达。因此,转化医学其实就是以一种非专业人士易于理解的整合性陈述,将知识表达出来。如果让分子生物学家阐述急性心肌梗死的临床后果,让心脏病学家解释 DNA 修复的复杂机制,他们可以说都是非专业人士。因此,将通俗易懂的语言作为交流的桥梁,能有效弥合科研学者与临床医生之间的鸿沟。依据这种理念,CTRBS 致力于营造一种适宜的环境,即当 MDs 与 PhDs 在研究中遇到问题并设法寻求解决方法时,他们对设施的可用性、专业技能、资金、自由时间或者临床意义都无须顾虑。最近一篇有关转化医学的社论中也推广这种理想的模式[4]。

2 转化医学中心在生物医学领域的发展规划

2.1 提供先进的设备和技术支持

当代医学研究发展所面临的障碍之一就是无法及时提供适用的研究设备,这严重阻碍了 MD 和 PhD 们解决棘手健康问题的步伐。为了克服这一障碍,近 3 年来 CTRBS 一直将重点放在购买、安装和调试先进医疗设备上。从本质上来说,目前该中心已经能为分子、细胞、组织和动物整体层面的生理及生物化学实验提供现代化的临床设备,以供更好地完成实验。这些设施的布局基于开放实验室的理念之上,最大限度地促进使用者们之间的交流。此外,国际实验动物评估和认证委员会(AAALAC)也对提供实验动物给予了大力支持,包括提供基因改造小鼠等。同时,就许多蛋白质、RNA、DNA 或者 mRNA 层面的研究(包括单点突变)而言,这些研究也可以获得蛋白质组学和基因组学核心设施的支持。人体组织库则能够确保临床标本的收集、保存以及分配过程严格按照政府规定进行。拓展实验室空间的二期整修工作仍在进行中,实验室为此还专门采购了一批先进的实验设备。为了确保这些设备的规范使用,实验室主管负责管理所有的设备。使用者必须在完成培训并获得许可证之后,方可预约使用这些仪器。基于此,CTRBS 每年开展了超过 55 项的相关培训。

2.2　提供兼容的临床与实验室设施

为了方便转化研究,CTRBS 特地安装了可在临床和实验室环境下兼容的设备。例如,动物超声波仪(见图 1)、MRI 仪器及其分析程序所产生的图像与本中心中临床使用的机器都是兼容的,这也方便了研究员们能够跨专业地对动物模型的疾病症状和表型进行解释和交流。

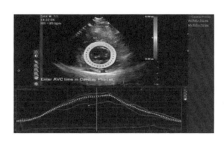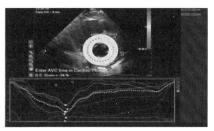

纵向应变　　　　　　　　　　　　　环向应变

(a)

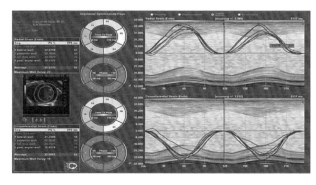

纵向应变

环向应变

(b)

图 1　临床及实验室设备兼容性举例说明。从人体(a)和小鼠(b)心室所获取的应变图像显示,二者纵向应变或环向应变测量值相互兼容。(图片由高雄市长庚纪念医院蔡宝珠博士友情提供)

2.3 提供科学与临床建议

尽管配备了最先进的实验设备,医学研究的质量仍取决于针对在解决科学问题过程中最适宜、最敏感方法的应用。CTRBS 的 PhD 们除了要努力完成自己的研究,还会定期地接受 MD 们的咨询,帮助他们用最佳方式解决一些机制问题。同样地,对于像某一种动物模型是否具有与患有该临床疾病患者相同的特定表型问题,MD 也会就模型有效性的问题给 PhD 提供一些建议。这对于临床和基础科学家而言,最终无疑是一个双赢的结果。另外,CTRBS 还定期与 CGMF 资助的另外两家单位即长庚生物科技公司以及长庚医疗技术公司举办研讨会。他们均能为潜在的商业化产品或诊断工具的推广建立渠道。

2.4 提供经费支持

目前对于 CTRBS 开展的研究项目,人力和物力的投资以及所需要的实验设备都不是问题,CTRBS 更为关心的是所开展的研究项目是否真的会有助于提升人民的健康水平。然而,CTRBS 成员还是必须向 CGMF 递交正式的申请才能获得经费(见下文)。实际上,这样做也是为了将申请程序作为促进健康问题解决的一种方法,其实更多的时候也是为了汇聚临床和基础科学家的专业知识以寻求更加全面的解决方案。在转化医学精神的指导下以及在人体实验的医学伦理范围内,鼓励将项目基金用于一些基于动物或细胞模型的临床评估研究。

2.5 与辅助医疗人员一同参与

高雄长庚纪念医院有一个非常独特的项目,他们鼓励辅助医疗人员参与研究活动。护理人员、药剂师、放射技师、检验医师以及各科室的治疗专家都可以参与到专业研究活动当中来,并共同解决某些一般性的医学问题。我们从中了解到,在很多情况下,正是对科研的无限热情驱动着医生们以研究伙伴的身份投身于医学研究当中。

3 长庚医学基金会的内部支持

长庚医疗财团通过各种内部项目,为六个医学研究中心提供了非常慷慨的财政支持,其中就包括 CTRBS。

3.1　研究资助

为了鼓励医学研究,"台湾卫生主管部门"要求所有医疗中心投入至少 3％的年收入用于科研事业。长庚医疗财团在 2011 年将这笔 8 000 万美元左右的费用全部用于资助科研项目。其中有一笔费用以研究经费的形式发放,并由各医疗研究中心建立的研究资金委员会进行独立管理。每年开放三轮申请,每次申请的经费资助可持续 1—3 年。设立该基金的基本理念就是为了支持新人开展医学研究项目,同时也为了鼓励经验丰富的研究员开辟更具挑战性的领域,因此经费申请的成功率非常高。然而,尽管已经得到了相关经费的大力支持,长庚集团的所有研究员(包括 CTRBS 的研究员)仍被鼓励要积极寻求来自政府部门的外部资金。而申请成功的研究员将可获得相当于将部资金 50％的配套经费作为奖励。此外,发表论文和研究经费等因素也构成了研究员加薪和晋升的绩效评估的一部分。

3.2　培训

转化医学的发展有赖于专家们的专业知识,他们往往能够同时兼顾科研与临床,并且对医学和科学专业知识都有所钻研[5]。因此,我们会开展一些培训项目用以鼓励临床医生参与到转化医学研究中来。那些已经完成住院医师培训并且在六所研究中心中的任意一所任职的医学博士,可以在长庚大学临床医学研究所注册并完成生物医学方向的博士课程培训。同样,他们可以选择在国外的大学完成培训,并享有全职工资待遇、交通津贴、学费和生活费补贴。他们还可以选择接受 1～2 年的海外研究培训,并同样享有上述待遇。对他们的唯一要求就是必须回到自己原来所在岗位努力开展医学研究,最终完成他们的学业或培训。

3.3　临床科学家计划

基金会十分清楚,在现实社会中有两种情况会阻碍临床医生参与到医学研究当中来,那就是缺乏自由时间以及经济负担。这两种现象在台湾地区尤为常见,因为决定医生工资的关键因素之一就是他们的临床服务。为了克服这两个障碍,经临床医生本人同意,并且在科主任的支持下,临床科学家这一项目得以在医院广泛开展。在这个项目中,临床医生将自己一半的时间投入到医学研究当中。同时为了弥补医生因减少临床服务时间而带来收入上的损失,基金会将给予这些医生相当于同专业和同资历医生工资水平的 50% 的补贴。此外,这些临床科学家还会在一位导师的指导下来帮助他们在专业上成长。在意识到导师教学技能的重要性之后,基金会还参照美国加州大学旧金山临床与转化科学研究中心的导师发展项目,大力开发符合自身情况的导师体系[6, 7]。

3.4 医学伦理

长期以来,CGMF 一直很重视临床实践和研究工作中的医学伦理问题。尽管每个医疗研究中心的日常运营都是彼此独立的,但是审查委员会机构仅有一个。这样做的目的就是为了确保当涉及人体受试者研究项目时,能够建立一个统一的标准,并鼓励来自不同医学研究中心的人员参与到研究中来。除此以外,秉承审查委员会以及机构动物管理和使用委员会的精神,对于长庚集团任何成员发表的文章,每三个月就需要接受研究伦理委员会的随机检查。

4 结语

肩负着"服务、教育和探索"的使命,医学研究一直是 CGMF 不可或缺的一部分。CTRBS 的建立就是作为一种模式范例,向社会展示了转化医学研究是如何在医疗中心开展的。CTRBS 是基金会核心价值的集中体现。CTRBS 这一模式已被长庚集团内的其他医疗中心纷纷效仿采用。目前,林口院区正在筹备另一项整合临床—基础的研究,并且该中心亦是长庚医疗财团中规模最大的医疗中心。在基金会长期的财政支持下,转化医学是人类的福祉这一理念将很快地深入人心。

参考文献

［1］ National Research Program for Biopharmaceuticals. http://nrpb. sinica. edu. tw/en/home.

［2］ Chan SHH. Center for Translational Research in Biomedical Sciences，Chang Gung Memorial Hospital—Kaohsiung Medical Center，Taiwan//Saunders S. 2011 Sino-American Symposium on Clinical and Translational Medicine［M］. Washington：Science AAAS，2011：23.

［3］ Bhavnani SK，Warden M，Zheng K，et al. Researchers' needs for resource discovery and collaboration tools：a qualitative investigation of translational scientists［J］. J Med Internet Res，2012,14：e75.

［4］ Hobin JA，Galbraith RA. Engaging basic scientists in translational research［J］. FASEB J，2012,26：2227－2230.

［5］ Wilson-Kovacs DM，Hauskeller C. The clinician-scientist：professional dynamics in clinical stem cell research［J］. Sociol Health Illn，2012,34：497－512.

［6］ Feldman MD，Huang L，Guglielmo BJ,et al. Training the next generation of research mentors：The University of California，San Francisco，Clinical & Translational Science Institute Mentor Development Program［J］. Clin Transl Sci，2009,2：216－221.

［7］ Feldman MD，Steinauer JE，Khalili M，et al. A mentor development program for clinical translational science faculty leads to sustained，improved confidence in mentoring skills［J］. Clin Transl Sci，2012,5：362－367.

通过试点资助项目和其他激励措施促进跨学科研究

Scott C. Denne[a], Tammy Sajdyk[a], Christine A. Sorkness[b],
Marc K. Drezner[b], Anantha Shekhar[a]

[a] 美国印第安纳州印第安纳波利斯,印第安纳大学医学院,临床与转化科学研究所;[b] 美国威斯康星州,威斯康星大学麦迪逊分校,临床与转化研究所

摘要 <<<

　　全美至少有 60 家高等院校保健中心(Academic health centers, AHCs)正致力于将基础研究成果转化为临床试验和研究乃至最终推广到社区的工作,并着力提高该进程的质量和效率。对于这项工作,需要来自不同学科的研究员以团队形式来解决转化研究中的复杂问题。这些 AHCs 从美国国立卫生研究院(NIH)广为人知的临床与转化科学基金(CTSA)项目获

Scott C. Denne, MD
美国印第安纳波利斯第 10 大街,印第安纳大学医学院,临床与转化科学研究所
E-mail:sdenne@iupui.edu

取资助，并且分出一部分资源为试点项目提供经费，以此来激励跨学科研究并对初级研究员的科研发展予以支持。本文将对两个不同的 CTSA 机构试点项目的开展形式进行讨论，它们分别为印第安纳大学医学院和威斯康星大学麦迪逊分校。结果表明，试点项目不仅可以吸纳研究员，还可以对他们的兴趣、方法以及合作意向产生一定的影响。在几年的持续运营中，已经有非常多的研究员投身到这个进程当中，以期达到能够改变制度文化和环境的"临界点"。本文中所讨论的项目，尽管既有共性又有独特性，但是在投资、研究员培训以及创造新的研究机会等方面都有成功的经历。

　　现如今，基础科学层面的生物医学新成果正不断地快速涌现出来，然而要将这些想法转化为治疗产品并推广到市场，抑或将其应用到疾病的常规管理当中去，进展则非常缓慢[1]。因此，我们亟须建立一种能够促成更快更好发展的新机制，以最大限度地实现基础生物医学研究进步所带来的效益。为了加快从新兴生物医药成果转化为可执行的有效治疗方案的进程，我们迫切需要多学科研究团队创造出一种新的转化方法，尽快将这些新分子、设备、技术或者基于循证证据的治疗措施，转化为临床实践中所采用的检测、验证和治疗方法；同时也希望根据那些来自于临床试验及其结果的证据，提出一些基础科学研究中的新方法和新问题[2]。这种新模式就需要由掌握了从生物学到商业等各学科多种专业能力的成员组成的"转化研究小组"来承担。团队可能涉及来自不同专业背景成员之间的合作，如基础科学家、临床医生（医生、护士、牙医和兽医）、卫生专业人士（药剂师和医疗辅助人员）、生物医学工程师、社会学家、流行病学以及其他人员[3]。然而，目前大多数研究经费仍然集中在传统的研究模式上，而且并没有什么激励措施（实际上还有很多不利因素存在）能够鼓励科学家从事高风险的合作性研究[4]。当我们在着手准备申请美国国立卫生研究院（NIH）资助的临床与转化科学基金（CTSA）项目时，我们就清醒地认识到，想要开展团队式的研究就需要新的

科研资助方法[5,6]。本文将对美国印第安纳大学医学中心和威斯康星大学麦迪逊分校CTSA正在开展试点资助的项目进行讨论。这两个项目都旨在鼓励跨学科研究,并且期望能够孵化出更多成功的多学科研究团队。

实验室到社区T型特征的转化进程在许多不同的阶段都有所阐述[7]。这里,我们指定从实验室成果到早期人体研究的转化为"T1"期研究,其包含了很多临床因素。而"T2"期研究则代表那些着眼于将临床研究转化为健康决策及实践的转化进程。

1 印第安纳州临床与转化科学研究所的试点奖励计划

在之前的计划准备阶段,我们发现了存在于那些热衷于建立多学科转化研究项目的研究者之间的一些关键性障碍,其中包括:①缺乏多学科研究专家的引导和帮助;②对于资源和基础设施缺乏协调性和可及性;③专家们缺少指导新研究员研究准备工作的保障时间;④复杂的多重监管提交流程;⑤在为临床试验招募受试者时缺乏对患者群体及卫生系统的协调访问机制;⑥缺乏进行这些研究所需的相对易获取的试点资金。

为了克服这些障碍,我们组建了项目开发小组(project development teams,PDTs),以一种结构化的方式提供必要的咨询和项目管理指导服务。每一个PDT小组都是由来自于不同学科、经验丰富的研究员组成,另外还包括一名统计学家,辅以一名指定的项目经理以及一名熟谙监管事务、知识产权、合同签订和商业化等专业知识的员工。PDT不仅要协助开发科学项目,同时还要为项目路线图的制定、监管部门批准以及合理的核心资源请求提供必要的建议。这种方法有很多优点,包括:①增加了研究员们及时听取多名专家建议的可能性;②在PDT框架内,专家们可以彼此进行交流;③如果有必要的话,研究员可通过咨询经验丰富的顾问来找出几种可能的替代方法;④能够快速地获取并使用某些必需的资源;⑤使基础与临床科学家之间的合作更为便利;⑥通过对研究项目进行持续管理以确保研究员们能以最高效有利的方式达成既定目标。

2008 年，我们获得了 CTSA 的资助并着手开始建立四支 PDT："临床前 PDT"，一个致力于动物和细胞模型转化研究的委员会；"临床科学 PDT"，一个着眼于各领域与成人医学相关的 T1 和 T2 期研究的团队；"研究—实践转化 PDT"，一个致力于评估和实施循证实践及其他医疗服务研究的团队；"儿科 PDT"，一个从事儿科研究的团队，其重点在于通过与基础科学家互动来设计和执行基础—临床的转化研究。这些团队以"一站式服务"的方式为研究员们提供多学科研究的专业知识、统计与设计支持、试点性资助、核心资源、项目管理以及其他服务。这些团队成员的专业背景涵盖了多个学科，如医学、社会学、牙科学、生物化学和分子医学、兽医学、生物医学工程、食品学与营养学、儿科学、基础科学、生物统计学、护理学、公共卫生学、行为研究以及法规支持。PDT 并非简单意义上的审查小组，它由专家组成，其成员不仅能够与基础科学家、临床医生甚至非常初级的研究人员一起就想法和理念进行讨论，还能在全面发展一些高质量、有竞争力的临床与转化研究项目中给予一定的帮助。

1.1　项目开发小组流程

为了帮助研究员们启动 PDT 网申流程，我们创建了一个由单个转化研究专员独立管理的接入点。在为研究员谋求资源的过程中，这种设计是极其有效和及时的，同时也可为在试点资助项目中收集度量指标创造了一个有效方法。PDT 流程可以简单地总结为以下六步，图 1 为该进程的简易流程图。

第 1 步：研究员访问 IndianaCTSI. org 网站并填写简短的 PDT 申请。在申请过程中，由首席研究员（PI）描述所需要的协助类型（如先期数据资助、统计支持，或协助分析审稿人对近期提交的外部资助申请的回复）、研究思路（从最初的想法发展成为成熟的方案），以及他（她）的合作者团队的一般信息（包括 PI）。

第 2 步：印第安纳州临床与转化科学研究所的转化科学研究人员立即接收邮件，并通知已提交一项申请。该申请将在 48 小时内被审查并分配给相应的团队。一旦项目被分配到某个 PDT，该 PI 将收到一封邮件，其中显

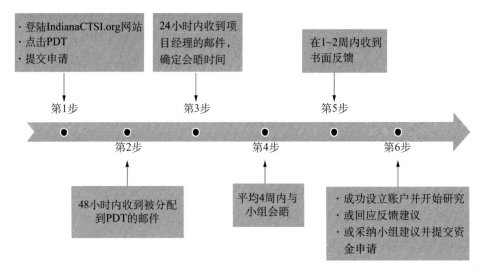

图 1　PDT 网申简易流程图

示 PTD 的任务以及他们团队项目经理的姓名。

第 3 步:指派给该 PI 的 PDT 项目经理将在 24 小时内联系研究员,安排其与小组会晤的时间。

第 4 步:该 PI 和他的研究同事们将在 4 周内(平均时间)与 PDT 会晤,并对他们的项目进行一个简短的非正式介绍。在近一个小时的会晤期间内,PDT 成员和研究小组对项目本身进行了讨论,其中也包括研究员进一步明确他们在研究进程中所需要的资源。

第 5 步:在 1~2 周内,PI 接收到来自 PDT 的反馈信,其中列出了会晤中讨论的一些关键点以及总体成果。

第 6 步:该步骤之后的行动取决于上次会晤的成果。如果试点资金或其他资源获得批准,那么在 1~2 周内 PDT 将设立一个账户。如果 PI 在资助尚未确定之前又接手了其他项目,那么他需要为 PDT 准备一份书面回应。

如果 PI 在再次提交外部资金申请的过程中请求资金审查方面的协助,PI 需要采纳 PDT 所给出的建议。如果在重新提交之前尚有足够的时间,PI 需要将修改件或者至少是含有具体研究目标的页面发送给 PDT,而

PDT 将在重新提交至外部资金机构之前予以额外的审查。PI 可以请求 PDT 援助、与小组会晤以及在大约 6 周内收到他(她)反馈的建议。这为 PI 提供了一个快速且有效的途径,并且不会超出外部资金申请的最后时限。

1.2　指标与结果

经过整整四年的运营,PDT 已经成为我们目标实现进程中非常成功的一部分。四年来 PDTs 所接收的项目总数也表明,我们的流程是非常成功的(见图 2)。除了在研究员们的各个研究阶段予以帮助外,对于那些在前三年从试点性资助获取的外部资金,PDT 也成功地使这些投资获取了非常高的回报(见图 2),而知识产权申请量也呈现井喷之势。这些知识产权包括授予企业的 6 项许可证、18 项披露申请、22 项专利(已授权或正在申请)以及 8 家新成立的公司。PDTs 还积极促成了 32 个新的基础与临床科学家组成的合作系统,并且成功地将印第安纳州三所大学的四个校区整合在一起。

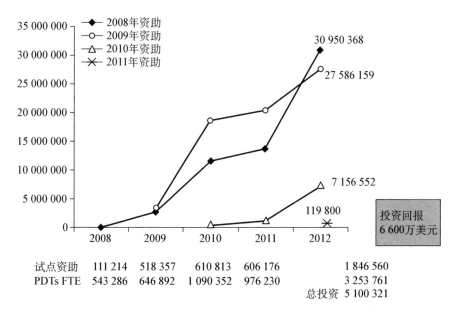

图 2　2008 年 5 月—2012 年 2 月期间,每年试点奖励计划资助的外部补助金总额(累计总额)。PDT 为研究员提供以下资助:试点补助(表下方为试点补助金额),以及大量持续的专家评审、指导、项目管理和核心资源支持等帮助(PDT 员工成本以 FTEs 来计算,FTEs 是指全职等效员工或者专职员工)。ROI = return on investment(投资回报率)。所有金额均以美元为单位。

PDT 项目目前已经招募 88 名分属于不同部门的员工,并且覆盖了所有机构。而很多 PI 也声称尽管他们没有获得真金白银的资助,但是仍然非常感激能够获取很多其他有用的资源。在第三年,所有那些已经与 PDTs 成员会晤但是并没有获得经费资助的研究者们都接受了一项调查,该调查的目的就是评估 PDTs 的附加价值。84% 的 PI 对这项调查有所反馈,79% 的 PI 声称他们将把更多的项目交给某一个 PDT,64% 的 PI 表明他们已经参考委员会的报告对自己的方案进行了修改,53% 的 PI 表示委员会的报告对他们申请外部经费非常有帮助。这些研究结果有力地显示,那些与 PDT 存在互动的研究员们不仅仅是来寻求财政上的帮助,同时他们也发现 PDT 能够非常有效地促进他们临床与转化研究项目的发展。

2 威斯康星大学麦迪逊分校临床与转化研究所试点奖励计划

当我们还处在申请 CTSA 项目的规划阶段时,我们就计划建立这样一种环境,科学研究是一个从基础研究发现到专业实践的转化连续统一体,并且最终能够促进健康水平的提升。目前我们仍面临着诸多挑战,比如缺乏多学科研究团队,这对于综合转化研究的产出至关重要;其次,在将医疗保健新成果推广到威斯康星州的社区时,富有成效的 T2 期研究也非常关键,但我们在这方面仍有所欠缺;最后,能够成功启动研究工作的初级研究员的数目仍非常有限。因此,针对上述挑战,我们将初级研究员的培训作为重中之重;同时,我们还为 T1 和 T2 期研究提供必要的研究资源;另外,我们还加强培养多学科研究团队,并且全力开发新的研究方法和技术。临床与转化研究所(Institute for Clinical and Translational, ICTR)领导层制定了试点奖励计划,具体有以下几点:①有限的申请名额主要面向初级研究员;②鼓励新的或者直接建立初—高级教员的合作关系,从而创建有效的导师—学员体系;③将科研经费主要集中在需要跨学科合作的研究项目上,为初级研究员创造更多的学习机会;④建立必要的支持系统,以促进 T1 和 T2 期研究的发展。

试点奖励计划之所以能够成功,关键在于以下几点:能够将申请人的数量维持在适当范围内;为提交的申请创建了全新的审核流程;监督受资助者的进展并追踪资金的产出成果;启动并维持一些战略流程的改进措施来确保高质量申请入选;支持项目的成功开展;促进规划研究项目的快速实施。

2.1　申请人范围

在 ICTR 理事会及重要员工合伙人的资金支持下,试点奖励计划的申请名额每年都有所开放,并且在 ICTR 管理层的协调下,项目团队(T1 和 T2 团队)还会进一步跟进。为了规范申请人,ICTR 领导层将试点奖励的申请资格主要限定于初级研究员群体,并且要求他们提供申请反馈:①新的初—高级教员合作关系;②开发新的研究方法;③专注于目标研究领域;④建立跨学科研究团队,其中有来自于兄弟机构马什菲尔德诊所的研究员(威斯康星州的大型医疗保健系统,包括 2 所医院、52 个社区卫生服务中心以及一个科研与教育联合基金会)。而有申请需求的单位已经从健康科学学院内部扩展到高校和学院的校园内。这促使像研究生院、社会工作学院以及文学和科学学院类机构能够申请到试点奖励资助,同时也促成了许多创新合作伙伴关系的建立。

2.2　T1 和 T2 类研究申请过程

每一个 T1 类申请都要由试点奖励计划的员工对其进行技术评审,同时还要由最多 3 名经验丰富的评审专家组成委员会对该申请进行科学性同行评议。一般来说,审查周期中的前 1/3 的时间是将申请转到多学科评审委员会进行最终的优先级评议,主要是根据该申请的评分情况、所形成的合作团队、关注的目标研究领域、成功的合理性以及所产生的数据对于后续的NIH 或者其他经费申请是否有优势等进行评估。

对于每一个 T2 类申请,也要由最多 3 名经验丰富的评审专家组成委员会并对该申请进行科学性同行评议。由来自于 ICTR 和社区的成员组成的"研究组"对审议结果进行评估。创建外部社区审查委员会的目的,就是为了纳入社区健康利益相关者参与制定研究议程,并给出最后的研究建议,该委员会将进一步评估那些优秀的申请项目。最终的资助建议书将根据一些标准确定,例如该研究课题对社区健康的重要性、该研究是否是资助机构的优先重点以及社区资助项目投入使用的范例。ICTR 执行董事以及高级副执行董事将审查和批准所有对 T1 和 T2 类申请进行资助的决议。

2.3 指导受资助者进展,跟踪投资产出

每一个试点项目授予人须提交季度报告,这样就可以使负责该项目的专员监督其进展,并协助解决一些不可预料问题(如招聘难题、需要更多ICTR 资源、需要为项目调度更多的科学家或导师)。此外,在该项目完结之后,项目专员还需与这些试点资助获得者保持联系,从而告知他们关于发表论文、外部资助金、合同或者与他们试点资助相关的一些信息。这种监督能够在项目中期提供一些"挽救"性建议,并且能够对通用的成功指标进行持续评估,从而预期到长期的成功走势。

2.4 提升战略过程

对试点奖励计划进行监测,使申请准备和提交的流程得到了很大的改善(见表 1)。

表 1　项目改进总结

战略进程	日期	结果/预期结果
介绍性午餐会议	2009,第三轮	在流程中 PI 必须尽快找到并联系合作者;让申请者对资助机制有一个更好的认识
强制性意向书	2009,第三轮	员工为评审人分配及方案计划做好充足的准备
强制性 T2 类"社区摘要"	2008,第二轮	加强对项目进行社区评估的能力 PI 们须考虑研究社区影响力或前景
强制性 T2 类经费申请书写讲习班	2009,第三轮	提高方案评分
附加的定性/混合方法资源(T2 类项目)	2011,第五轮	三个试点项目在起草申请时咨询了我们的定性或混合方法学家 有一个项目进入全面合作阶段,我们希望这个数字能够随着时间的推移有所增长

ICTR 已经开发了一些项目和资源,以确保初级研究员能够顺利开展研究项目(尤其是那些涉及 T2 期研究的研究员),如:①教育研讨会(实践性),其重点在于:(a)定性数据分析简介,(b)着重于组织基础随访小组的艺术和学问,(c)运用健康行为学研究理论,(d)对患者实施教育性干预措施,尤其是设计成功的试验方案中的一些理论与操作注意事项;②筛选出一些具有定性和混合分析方法专业能力的研究员,他们可以在初级研究员申请和(或)对受资助项目进行分析时予以帮助;③20 小时的免费生物统计学支持服务。

2.5 资助类型

ICTR 每年提供超过 120 万美元的资金以支持试点资助项目。现在可申请的试点资助类型越来越契合初级研究者们教育或研究的需求。目前,可申请的五种不同类型试点资助包括以下内容:

2.5.1 T1 试验资助

这项为期 12 个月的 50 000 美元资助用以支持 T1 类研究,覆盖从基础研究到临床试验和临床研究的全程,其中也包括着力于技术和生物医学设备创新的以患者为中心的研究。

2.5.2 T2 试验资助

这项为期 12 个月的 50 000 美元资助用以支持那些将专业知识转化为临床实践和社区卫生措施的研究,同时也可以开展一些需要改变个体、组织或者系统行为的社区健康干预措施。

2.5.3 T2 社区协作资助

这项为期 24 个月的 200 000 美元资助是提供给那些拥有稳固社区合作或协作伙伴关系的初级或者高级研究员。该资助需要社区的高度合作,并且需要纳入那些与社区建立有长期稳定关系的高级研究员,这些都能够使社区研究合作伙伴们更加主动地参与到项目当中来。

2.5.4 获得 CTSA 资助的 T2 社区资助

近期,明尼苏达大学是我们区域中刚获得 CTSA 资助的 AHCs 之一,ICTR 为那些已经与该校研究人员建立合作关系的研究者们提供了试点资助,与参与进来的 CTSA 机构共同提供大约(10~20)万美元的资助,时限为 1～2 年,重点关注本区域社区的重大议题及社区参与问题。

2.5.5 针对性研究资助

许多试点项目都是针对某些特定的研究领域,由各种合作伙伴共同出资建立(见表 2)。

表 2 合作投资者对试点奖励计划的贡献

合作投资方	第三年(美元)	第四年(美元)	第五年(美元)
威斯康星大学综合癌症中心	47 900	49 977	50 000
威斯康星国家灵长类动物研究中心	25 000	25 000	25 000
库尔特基金会/生物医学工程	24 955		
威斯康星大学 Waisman 中心	25 000	25 000	24 972
干细胞再生医学中心		50 000	98 882
马什菲尔德临床研究基金会		50 000	25 000
社区学术性老龄化研究网络			25 000
明尼苏达大学		75 000	
总计	122 855	274 977	248 854

2.6 成果

在项目最开始的 4 年里,ICTR 已经对 102 项试点项目(546 项申请)进行了 5 轮次的资助,资助总额达到了 541 万美元。共有 59 项 T1 类和 43 项 T2 类试点项目受到资助,总费用分别为 278 万美元和 271 万美元。大部分资金都直接授予那些拥有助理教授或者助理研究员头衔的 PI 们,这些资金为他们生成初步数据创造了机会,而这些数据也正是他们后续申请项目以及发表文章所必需的。许多受资助者都是初级与高级研究员合作协会的成员,或者隶属于那些经常有威斯康星大学麦迪逊分校和马什菲尔德诊所的研究员参与的跨学科团队;这些合作正反映着一种非常关键的转变,即在医疗保健研究的设计和执行方面,越来越多的不同观点正在被逐步整合在一起。如今受资助的 PI 们代表着几乎所有协力共建 ICTR 的学术单位,其中也包括一些最初并没有涉及的单位。

　　试点奖励计划的投资组合反映的是威斯康星大学麦迪逊分校和马什菲尔德诊所乃至整个威斯康星州健康利益的广度。这些项目广泛地涵盖了基础生物医学和比较生物科学、人类临床干预、基于社区的有效性、干预措施及政策研究等领域。提交的申请也各具特色，ICTR 因此为许多特殊人群的相关项目提供了支持，如儿童以及医疗条件差的人群。ICTR 利用当地的资源支持了数个 T2 类受资助者以评估全州社区参与研究的基础设施，这些基础设施包括许多非洲裔和拉丁裔社区研究"大使"，他们主要集中在威斯康星州密尔沃基市以及全美多个印第安部落社区。

　　ICTR 试点奖励计划的投资回报已经在外部资助和经同行审议发表的文章中成功实现。CTSA 第一年资助的 35 个试点项目是外部基金资助的基础，其总额超过 20 万美元，并且获得接近 13 倍的回报率（试点奖励基金：1 567 274 美元；额外资助基金：20 108 405 美元，12.8 倍）。在 41 个来源于这些试点项目的资助申请中，有 18 项获得了资助，其中 10 项的经费是由 NIH 提供的。

　　与此同时，那些第一年试点资助所支持的研究共发表了 32 篇经同行审议的文章，这些都来自于 40 项提交的申请当中。资助和文章在第 2～4 年所造成的影响目前还未完全显现，主要是由于实验以及数据的分析到近期才完成或者仍在处理进程中。

　　作为初级研究员研究事业的"跳板"，威斯康星大学试点奖励计划非常成功，他们不仅建立了很多持久稳定的研究合作伙伴关系，还拓展了威斯康星大学的研究范围，尤其是研究员的 T2 期研究活动。正值威斯康星大学 CTSA 补助金的第二轮资助周期开始之际，ICTR 领导层期望发展势头能够延续下去，从而使得试点奖励计划获得进一步发展。

致谢

　　本文内容的准备由 NIH、国家转化科学促进中心及临床与转化科学基金支持，项目编号分别为 No. UL TR000006（A. S.）和 UL1TR000427（M. K. D.）。

参考文献

［1］ Butler D. Translational research: crossing the valley of death ［J］. Nature, 2008, 453: 840 - 842.

［2］ Woolf SH. The meaning of translational research: why it matters ［J］. JAMA, 2008, 299: 211 - 213.

［3］ Zerhouni EA. Translational and clinical science—time for a new vision ［J］. N Engl J Med, 2005, 353: 1621 - 1623.

［4］ Zinner DE, Campbell EG. Life-science research within US academic medical centers ［J］. JAMA, 2009, 302: 969 - 976.

［5］ Rosenblum D, Alving B. The role of the clinical and translational science awards program in improving the quality and efficiency of clinical research ［J］. Chest, 2011, 140: 764 - 767.

［6］ Califf RM, Berglund L. Principal Investigators of National Institutes of Health Clinical and Translational Science Awards: linking scientific discovery and better health for the nation: the first three years of the NIH's Clinical and Translational Science Awards ［J］. Acad Med, 2010, 85: 457 - 462.

［7］ Trochim W, Kane C, Graham MJ, et al. Evaluating translational research ［J］. Clin Transl Sci, 2011, 4: 153 - 162.

与商学院共建转化流程专业知识架构

Steven K. Cheng, David M. Dilts

美国俄勒冈州波特兰,俄勒冈健康科学大学(OHSU),医疗保健管理研究中心及管理部,奈特(Knight)癌症研究所

摘要 <<<

目前,科学的复杂性不断增加,跨区域和国家的合作也越来越多,能支持所有研究工作的有限资源却在逐步减少,这一切已然成为转化医学研究的负担。而商学院能够通过研究与教学的方式,将理念成功转变为能够改变实践的创新,从而更好地应对全球挑战,也因此它能够为转化研究过程提供独特的发展建议。在研究转化过程方案时可借助的企业管理工具有很多种,本文将着重对以下3个具有代表性的方向进行阐述:①大量客户化流程管理,②知识供应链,③战略管理。其中,每

Steven K. Cheng, PhD

美国俄勒冈州波特兰邦德大街 3303SW,俄勒冈健康科技大学(OHSU)健康管理研究中心,奈特癌症研究所客座教授,高级研究助理

E-mail:chengs@ohsu.edu

一个方向都能反映其在医疗保健效率与成效方面显著简化转化进程的潜力。

如今各疾病领域的医学进步以及医学发明的传播，无不显示着医疗保健领域已经获得了长足发展。然而，全球范围内的医疗成本也在不断增长，这对于多数国家而言将是无法承受的。在某些国家，当生物医学研究所需的资金与日俱增之时，公共资助的金额却一度停滞甚至下滑。一种新疗法的开发往往需耗资数百万美元，历经几十年的发展才能最终应用于患者，并且其成功率亦比较低，因此生物医学研究和医疗保健领域的领军者们正打算着手研究其他学科，以期找到优化效率和效益的解决方案。相比于其他行业，生物医学研究和医学领域应用商业架构及运营理念要落伍了几十年。2010 年 4 月，美国医学研究所在一份有关 21 世纪国家癌症临床试验体系的报道中表示[1]："为了解决这些公认的棘手问题，我们亟须一种全新的、运用多学科思维的解决方案"（这些学科包括工程学、社会科学、管理学和市场营销学）。因此，眼下的问题就是："商学院的专业知识有哪些是值得转化医学研究学习和借鉴的呢？"

本章内容将揭示商业管理技术应用于转化医学的三大方向：①大量客户化的流程管理，②知识供应链，③战略管理。大规模定制化流程力求消除障碍，使得在允许转化医学研究成果存在高度差异性的同时，还能保持每种成果的有效性。知识供应链的重点则在于寻求协同合作的机会，以促进新知识、机制、技术在"供应商"（即实验室、诊所和卫生系统）之间的转移。在建立一套定义明确的方法来培育关键转化措施时，战略管理理念则可以严格约束方法的建立过程。通过上述三点就能看出，企业管理方法是如何为建立转化研究实施专业知识体系打下关键基础的。

1 转化研究管理的三大方向

1.1 大量客户化工作流程

大量客户化(Mass customization,定制化)的工作流程就是将标准模块或子部件应用到传统制造业和服务业当中,同时也满足了"客户"的特殊需求。定制化与标准化的结合将那些影响性能的基础和行政壁垒一一打破,并且提供了一些成功的衡量标准,比如质量、产品交付速度、定制程度以及新产品推广等。工作流程的标准化并不意味着要构建一套扼杀创新的官僚体系。相反,业界已经发现,适当的标准化流程能利用等量的资源并缩短产品开发周期,而且还能极大地丰富产品的多样化。例如,计算机行业的戴尔电脑公司,就面临着制造某种"私人定制机"的需求,它需要集成客户指定的产品功能,并且不能耗费客户过多的时间,同时还能将成本控制在一个具有竞争力的水平上[2]。

从工作流程这一角度来看,转化医学研究中还是存在一些低效和浪费的步骤,这些步骤都可以在不影响安全性或效率的前提下逐一省去。因此,在转化医学研究中的肿瘤临床试验中,我们尝试引入一些商学院的方法。在这种情况下,每次临床试验都被认为是一种"产品",这种产品在完成之前需要经过多道"工序"以符合定制要求。这项由政府资助的多机构晚期肿瘤医学试验中,在给第一位临床试验患者做准备的 800 多天内,需要进行近500 个独立的工作步骤才可以将研究者的想法转化为临床试验[3]。而对临床试验发展过程进行深入分析后发现,其包含有超过 30 个周期("循环")以及逾 36 个不同的决策点[3-5]。针对整个临床试验过程所做的调查,涵盖了科学、管理、道德、财务、合同谈判和场地等方面,其所有流程图纸展开后可达高 1 米(40 英寸)、长 40.32 米(1 584 英寸)大小,比一架波音 737 - 900 的翼展还要大[4]。

这项研究确定了一些出现在工作流程中的"隐形"阻碍。当不作为研究对象时,这些"隐藏"障碍则被分为四种类型:程序性、结构性、基础性和同步性[6]（见表1）。程序性障碍是指那些正式或非正式的政策，其来自于开展研究所需的程序步骤，并且会阻碍问题的解决。结构性障碍是指当不同参与者遵循不同实验步骤开展研究时，会产生误解和混乱。基础性障碍涉及底层系统是如何设计的，以及它是如何支持系统里各个方面的相互联系。同步性障碍主要出现在相关步骤因缺乏协调及合理安排而被延迟时。

表1　管理障碍的分类（改编自[6]）

管理障碍	定　义	代表性声明
程序性障碍	正式或非正式的政策，来自于开展研究所需的程序步骤，并且会阻碍问题的解决	"这不是我的工作"
结构性障碍	当不同参与者遵循不同实验步骤开展研究时，会产生误解和混乱	"我们做这件事的方式不对"
基础性障碍	涉及底层系统是如何设计，以及它是如何支持系统里各个方面的相互联系	"我也很想那样做，但是系统不允许"
同步性障碍	出现在相关步骤因缺乏协调及合理安排而被延迟时	"只有他们做完该做的工作，我才能做我该做的工作"

不过现在可以通过各种方法来克服上述障碍。向所有参与人员展示全部的工作流程，不仅能够提高他们对系统复杂程度的认识，还可以激励他们即时提出改进的建议。只需看一眼流程图中的程序步骤，就能很快地找出那些不必要的重复劳动。对各项任务或步骤的大致过程和时间安排有一定了解后，也就有机会找出同步性障碍。有时，对步骤的重新排序可以确保相关步骤的有序完成，同时也能保证有计划地完成关键路径。我们可以同时确认哪些步骤可以完成，哪些步骤则不行。在整个流程中追踪试验路径，关键就在于那些决策点。每一个决策点都决定了后续临床试验所要遵循的路径，同时可能导致需要对先前存在的流程步骤进行返工和重复。不过只要早期决策正确，循环劳动（即重复步骤）和返工这样的现象还是可以大大减少。

这个观点也显示出我们能够研究如何安排及"分配平衡"工作流程的可能性。例如，一旦某一项具有发展前景的研究项目确立，我们能够通过预期资源使用情况,把资源迅速合理地分配到流程的后续步骤当中。这样一来,就不会因为等待可用资源而推迟研究。

1.2　知识供应链

大量定制化(客户化)主要着眼于组织机构内部,而知识供应链则重点关注外部合作者和合作伙伴之间的沟通问题。一条供应链集合了那些既拥有地方自主权和决策能力又能够联合起来满足客户需求的组织机构[7]。管理这样的供应链,往往需要协调那些参与提供特殊产品或服务的各机构间的原材料与信息流。相比之下,知识供应链则着重于将那些为了共同目标而组织起来的合作者们的智力及知识资本进行整合。在当今的知识型社会,知识已成为驱动创新力和生产力的关键因素[8]。一条转化研究的知识链则是由研究人员、学术界、企业、监管机构、医护人员、赞助人和患者组成的一个复杂的网络。这其中每一个环节都能够"供应"自己独有的知识资本,比如基础研究知识、专利、制药配方和能力素养等,这些都需要被创造、交易、共享以及最终整合进转化进程当中来。

管理这样的知识供应链需要承受多种压力。首先,开发新疗法的成本极高,每种药物需要投入超过 800 万美元[9]。其次,由于研究者们主要探索基于基因组或蛋白组的疾病,世界上还没有哪个单独的机构或地区能为这样的研究提供所需的全部生物样本和患者资源。第三,随着全球化压力日益增长,当地转化科学政策和实践将更多地在跨国范围内被分享以及标准化。

相比于规模经济,那些掌握关键科技成果的多机构及国际合作伙伴对于利用范围经济的巨大增长潜力至关重要[10]。传统的规模经济是指为普通人群大规模生产同种药物,其成本优势则来源于其产量和销售量。而在范围经济中,当合作者们着眼于某些重点目标区域,并利用集体智慧来获取知识和经济利润时,其高效性也就体现出来了。

转化研究的知识供应链比较独特,它的知识和影响范围分散在不同参与者之间,使得协调和整合相关信息变得十分困难。由于系统内的参与者们并非固定地参与某一个研究过程,所以他们的分布比较松散,并且可能也受控于不同部门的管理。作为医学研究知识和价值链中的一环,研究员们需要跨不同机构并接触许多不同的学科。例如,美国一项由政府资助的三期肿瘤临床试验中,有超过 27 所不同类型的研究机构或参与者牵涉其中,这些不同组织之间形成的不同组合,亦给供应链的流程和顺序造成了很大的差异。全美的临床肿瘤研究均经以下组织(不仅限于此)进行审查:学术医疗中心、企业赞助商、患者权益组织、美国国立卫生研究院(NIH)附属国家癌症中心、美国食品和药品监督局(FDA)和肿瘤学团体。其实,这些机构都有一个相似的目标,就是为了进行患者临床试验;然而每个机构在独立开展试验时,他们亦可能有别于其他机构的任务、目标和试验要求。此外,每个机构都是由半自治的团队组成的,并且这些团队受系统内不同决策者的指挥。通常一个学术癌症中心在行政上往往由一所医院或者医疗系统管理,因此,临床试验供应链中的管理者需要接触不同的组织或部门,比如科学评审委员会、机构审查委员会、技术许可办公室,以及预算、合同与经费管理部门。尽管这些机构彼此独立存在,但是临床试验的迅速开展与顺利完成是整个机构的关键使命,他们往往需要联手工作以达成共赢。然而从组织者角度看来,这种碎片化、离散式的决策方式加上掺杂的彼此迥异的绩效目标,很容易导致一个非线性、动态、复杂甚至有时难以预测的系统产生。

将整条知识供应链中的最佳标准化实践方案整合起来,能够有效防止程序性或管理性障碍的出现。例如,如果能妥善地启动并实施企业赞助商与学术机构之间的一揽子协议,则将有效减少因处理多项协议而产生的管理费用,同时也能通过精简不必要的步骤来简化合作者之间的交易。随着全球转化研究的重要性逐渐凸显,有必要制定跨国际监管和监督机构的管理标准。这样做不仅有助于提高组织效率,确立标准化以促进合作,建立清晰透明的制度以减少歧义以及创建跨国公共平台以协助完善转化研究的基础设施,同时还能够给予研究机构一定程度的自主性,使其能灵活地满足当地需求。转化研究需要这种自主性和联合行动的有机结合,基础科学家、临床研究员、制药公司、政府机构和社会团体必须通力合作,从而能够快速找到预防、诊断、治疗疾病以及提升患者健康水平的新方法。

1.3 战略管理

战略管理是一种将活动、行动过程以及决策模式联系在一起的正式方法,能够最大限度地提升实现预期目的和重点的能力,即战略管理着重于行动的有效性而非效率[11-13]。战略管理强调宏观的政策制定,以期确保研究成果能够推动科学进步,并能够生产出治疗药物[14]。例如,政府机构需要考虑如何以最佳方式提供资助和其他资源,从而能够有效地实施跨多个相互竞争和互补领域的卫生政策。研究机构则必须抓住并利用机会,仔细权衡自身的专业优势,促成合作研究团队的建立,并积极参与到学术界当中。同时,研究机构还需要建立个人以及跨学科成果和工作的奖励机制。

目前,有多种模式能够观察战略性研究流程。比较经典的是,研究管理往往被描述为从基础到应用研究的一种线性流程,或者将其形容为一段不断攀升的楼梯,向上的每一步都代表着建立在前者研究成果之上的一种新发现。反之,对于充分利用意外发现而言,好奇心式管理也非常关键。正因为此,贝尔实验室才能够成功融合各种战略研究流程模块,发明出电话交换机、晶体管和射电天文望远镜,该实验室研究员曾先后 7 次被授予诺贝尔奖[15]。战略管理能够确保当前期基础研究产生科学发现时,借助于转化医学途径、各组织和系统,随时准备为研究进程中任何环节提供支持。

在任何给定的时间内,开展转化研究的企业一直在努力平衡研究发展各个阶段所出现的各种机遇。而一些基础研究往往能够直接应用并推动其研究工作。巴斯德的搭档卢·埃米莉曾写道,我们之所以在一直不懈地寻找狂犬疫苗,并不仅仅因为狂犬病本身是一种"最微妙、最神秘"的疾病,同时也因为它是一种在民众心目中"最令人畏惧和恐慌的疾病"。反之,在发明光纤和激光时,其实并没有抱着直接把这种技术应用到实际中的想法。直到半导体的出现,贝尔实验室将这些技术联系并应用起来,才极大地增加了电子传输的数据量[15]。这也彻底改变了网络的模式(从模拟到数字),为当今数字通信奠定了基础。

组合管理是如今战略管理中非常流行的一种方法,其允许不同研究的类型、特征和潜在影响混杂在一起。在产品开发的矩阵方法中,组合的类别可分为突破性项目、平台项目、增强或衍生物的项目以及持续性项目(见图1)[14]。举例来说,在肿瘤临床试验领域,一种突破性试验(项目)可以通过新方法着力研究一种全新的药物,这些都能够显著改变特定类型癌症患者的治疗方式。平台试验(项目)可以理解为将一种已被成功试用于某种癌症的药物尝试应用于另一种癌症并对疗效进行评估。增强或衍生物试验(项目)指的是Ⅱ期临床试验,其中包括很多为适应癌症治疗及调查疗效而筛选出来的靶向标志物。最后,持续试验往往侧重于剂量或治疗周期的微调。

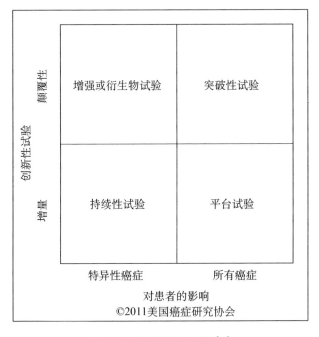

图 1　临床试验组合矩阵[14]

2　结语

其他行业的专业知识可适用于转化医学,这并不鲜见。1963 年,Calvin Tomkins[16]将贝尔实验室所开展的转化研究描述为"汇聚全国最敏锐的思想家,共同缩小学院科学与现代社会所需的重要应用之间的差距"。转化型研究已经成为一个需要在多种环境和条件下进行复杂合作和协调的全球性活动。伴随着高速"发现引擎"的建立,这种全球性活动也带来了一些障碍和壁垒。目前,其他行业和研究单位已经运用商业概念和理论成功克服了这些障碍。本章仅着重叙述了三个管理角度,但毋庸置疑的是仍然有很多方法可以运用于转化研究,如商学院就掌握着很多这方面的专业知识(如项目管理、创新传播以及新产品开发)。因此,转化研究人员和机构领导者们也开始涉足上述理论,以期能够与商学院进行更富有成效的沟通。虽然将这些工具和方法运用于生物医学和转化研究领域仅处于起始阶段,但是可以预期,很快它们将被视为能够提升从实验室到社区转化效率和有效性的一个至关重要的因素。

参考文献

［1］ Institute of Medicine. A National Cancer Clinical Trials System for the 21st Century：Reinvigorating the NCI Cooperative Group Program ［M］. Washington：Institute of Medicine of the National Academies，2010.

［2］ Dell M，Fredman C. Direct from Dell：strategies that revolutionized an industry ［M］. New York：HarperBusiness，2006.

［3］ Dilts DM，Sandler AB，Baker M，et al. Processes to activate phase Ⅲ clinical trials in a cooperative oncology group：the case of cancer and leukemia group B ［J］. J Clin Oncol，2006，24：4553.

［4］ Dilts DM，Cheng SK，Crites JS，et al. Phase Ⅲ clinical trial development：a process of chutes and ladders ［J］. Clin Cancer Res，2010，16：5381.

［5］ Dilts DM，Sandler AB，Cheng SK，et al，Steps and time to process clinical trials at the Cancer Therapy Evaluation Program ［J］. J Clin Oncol，2009，27：1761 - 1766.

［6］ Dilts DM，Sandler AB. The invisible barriers to clinical trials：the impact of structural，infrastructural，and procedural barriers to opening oncology clinical trials ［J］. J Clin Oncol，2006，24：4545 - 4552.

［7］ Simchi-Levi D，Kaminsky P，Simchi-Levi E. Designing and managing the supply chain：concepts，strategies，and case studies ［M］. New York：Irwin/McGraw-Hill，2003.

［8］ Drucker P. From capitalism to knowledge society//Neef D. The Knowledge Economy ［M］. Woburn：ButterworthHeinemann，1998：15 - 34.

[9] DiMasi JA, Hansen RW, Grabowski HG. The price of innovation: new estimates of drug development costs [J]. J Health Econ, 2003,22:151 - 185.

[10] Panzar JC, Willig RD. Economies of scope [J]. Am Econ Rev, 1981,71:268 - 272.

[11] Mintzberg H, Ahlstrand B, Lampel J. Strategy safari: a guided tour through the wilds of strategic management [M]. New York: Simon &. Schuster, 2005.

[12] Hax AC. Redefining the concept of strategy and the strategy formation process [J]. Strategy Leadership, 1990,18:34 - 39.

[13] Porter ME. Competitive advantage [M]. New York: Free Press, 1998.

[14] Dilts DM, Cheng SK. The importance of doing trials right while doing the right trials [J]. Clin Cancer Res, 2012,18:3 - 5.

[15] Gertner J. The Idea Factory: Bell labs and the great age of American innovation [M]. New York: Penguin Press, 2012.

[16] Tomkins C. Voomera Has It! [J] The New Yorker, 1963:49.

建立合乎伦理道德的高价值产-学合作伙伴关系

Scott Steele[a], Kenneth J. Holroyd[b], Terry J. Fadem[c]

[a] 美国纽约州罗切斯特市,罗切斯特大学,研究联盟办公室及临床与转化科学研究所;[b] 美国田纳西州纳什维尔,范德堡大学,技术转让与商业化中心;[c] 美国宾夕法尼亚州费城,宾夕法尼亚大学,佩雷尔曼医学院,企业研究办公室

摘要 <<<

　　随着时间的推移,大多数公司和整个学术界之间建立起了越来越多的产-学合作关系,有效促进了新理念应用到患者治疗的进程。这种合作关系能使双方均显著受益。为了维持彼此在合作中的公信力,在处理这种关系时各方都要谨慎对待。对高校而言,需要对所建立的合作关系勤加维护。而企业也要

Scott Steele, PhD
美国纽约州罗切斯特市克里滕登大道 265 号,罗切斯特大学临床与转化科学研究所,研发联盟公私合作伙伴关系部
E-mail:scott.steele@rochester.edu

以一种透明的方式处理好个体和机构的获益。最后，对于医疗提供者、患者或者医护人员选择的治疗方案而言，合理的治疗目标应该建立在充分的知情决策基础之上。

企业与学术界以一种相互依存的关系共生已经由来已久。高校力争挖掘出所需要的新知识来找出并解决一些医学问题，而商业实体则是在经济利益的驱使下制定并交付解决方案。

例如，学术界为了将高校发现的胰岛素应用到糖尿病患者身上，就需要有一个公司能够生产并销售该产品，从而使全世界的患者都能够用上胰岛素。另一方面，对于医药企业的创新成果（涵盖了从药物到器械等领域）而言，同样也需要学术界的那些合作伙伴来确定该产品对哪些患者有效、为什么有效以及如何管理受治疗患者的健康状况。

纵观二十世纪，企业的地理位置往往毗邻高校，这样他们就可以与学术界的科学家和临床医生之间建立合作伙伴关系，并能够直接从中获益[1]。这些合作关系与利益一样，都是相对透明的。为了获取更多的战略利益和专业科学知识，原本局限于本地的合作伙伴关系也越来越多地演变为国际合作，久而久之，这些合作关系也就越来越不透明。这种透明度的降低直接导致我们在向一位合作伙伴学习经验之后就无法再转向另一位合作伙伴，他们可能是公司，也可能是高校。这样的做法严重损害了我们不断完善合作关系的集体能力。我们之所以写这篇简短的文章，其目的就是要深度剖析那些有效的并且合乎道德的产-学合作关系是如何建立起来的。

1 现状

一般认为，研究和研发的过程要经过这样几个阶段，即从基础或发现研究，通过临床和转化研究，最终进入社区参与以及实施阶段。产-学合作伙伴关系存在于上述每一个阶段中,并且彼此在规模和复杂性上也有很大差异。由美国国家科学院主导开展的高校-产业示范合作伙伴关系最近发布了一份报告,针对公私合作伙伴关系连续统一体进行了讨论[2]。尽管这种合作关系形式多样,但是多数合作的关键类型不外乎以下几种:学生为主的参与、研究人员参与、资源获取、优秀或者特定学院的中心参与以及经济发展举措。此外,从策略性的单次互动,到跨越基础研究乃至疗效评价等领域的多方位战略合作,其每一种合作类型都各有千秋[3]。

在所有的研究和开发领域,学术机构开展基础研究的主要资金来源为美国政府的资助。2009年政府的财年投资额大约占科学与工程研究支出的60%[4]。与此同时,美国国立卫生研究院(NIH)是所有联邦机构中最重要的资助者,其投资额大约占全美学术研究和开发总支出的65%[4]。企业投资所占的学术研究与开发经费的比例在20世纪90年代就开始直线下降,从1999年的7%下滑到2004年的5%,但是近5年连续增长至2009年的6%左右[4]。在研究开发进程的后期阶段,企业参与到学术界研究这一点显得尤其重要。持关键意见的领导往往都隶属于一些主要的学术中心,但是当有产品准备上市时,他们也能够靠自身的专业知识以及潜在影响力受雇于企业。通过签订研究赞助协议,一些学术机构也会用他们自身的品牌名称给某临床研究冠名,以提供该研究的信誉度。

目前,大约有80%受企业赞助的研究合作致力于人类受试者评估,而其余20%则主要关注临床前评估及产品开发。在任何一年,企业针对单个学术机构的投资总额可从1 000万美元到1亿美元以上不等。此外,学术界有一种额度虽小但重要性与日俱增的企业投资,主要是用于支持那些同一行业多个公司均感兴趣的竞争前项目。这项投资之所以能够进一步拓展,部分是因为美国政府鼓励高校与企业合作,参与并发展这样的项目。竞争前项目的范例包括生物标志物的开发、靶点定位和监管科学。

高校接受的合作企业投资数额往往根据生命医学行业的研究和发展预算而定。而对于其中的绝大多数项目而言,投资金额最多的就是制药和生物制药公司,紧随其后的是医疗器械公司,接着就是诊断公司。那些将关注重点放在医疗信息化技术与临床决策支持的研究与发展，以及医疗保健服务和疗效提升等方面的合作伙伴关系少之又少。

绝大多数资助研究的投资额都是通过企业的转化科学家与他们在高校的同行直接洽谈而最终敲定。其余的一小部分则主要依赖企业和高校领导层之间的协商，而且这种战略伙伴关系在确定合作范围上往往更加重要。同样，高校和企业之间能够就多个项目建立长期稳定联盟关系的也很少见，但如果存在的话，往往会带来丰硕的成果。高校也越来越多地聘请专职的"联盟家"以激励并维持这种伙伴关系，并将企业联盟管理功能最大限度地发挥出来。

托管企业邻近于大学科学家是一个日益增长的趋势，尤其对距离非常近的公司和大学之间建立的伙伴关系十分有帮助。同样，虽然也有例外，最具价值的、持续的转化科学伙伴关系已经在位于同一城市或地区中的大学和公司间建立起来。

几乎所有的企业转化科学家都有在学术界的经历，因为他们都是在高校获得学位。反之，则只有不到1％的高校转化科学家有在企业从业的经历。由于未对各自的主要目标进行沟通，往往导致无论是企业还是学术界科学家都无法达到他们所期望的结果。企业科学家的最终目的，就是能够以经济有效的方式开发出一些诸如新药或者器械的新产品。而对于学术界的科学家而言，最重要的就是发表一些高质量的论文，并在这一过程中提升他们实验室的科研水平。

高校对某一个特定的合作项目进行投资并共担风险的情况并不普遍，其原因就在于高校很少有资源能够投资于除所需的基础研究设施以外的项目。而这种情况目前有所改变，因为企业建立了一种风险和回报共享模式。设计这种模式的初衷就是为实现未来能够显著获益的承诺，企业也可因此吸引一些创新性的学术研究项目加入进来。然而，风险消减这个概念对于学术界而言还是比较陌生的。学术界重视所有的研究结果，因为不管结果是阳性还是阴性，其实都可以发表文章。对于学术界而言，投入过多的精力来实现合作目标，其潜在回报往往没有那么明确。

2　产-学合作伙伴关系的收益

"CHOP 医生成功发现基因药物"是一个简单的标题,其中 CHOP 是指费城儿童医院,这项成果是由辉瑞公司与宾夕法尼亚大学之间的产-学联盟一手促成的。而联合研究合作委员会也是经过激烈的辩论,最终才同意资助 CHOP 提出的研究方案。在该方案中,他们尝试将抗肺癌药 crizotinib 应用于那些患有一种罕见类型神经母细胞瘤的儿童[5]。

富有成效的高校-企业合作关系是以帮助患者,或者更宽泛地说,提高公众健康水平为最终目的。在整个研究和发展进程中,这种合作的呈现形式非常多样。战略和战术联盟不仅实现了每一个合作伙伴的目标和任务,而且也能提供更大的公众利益。成功的合作能够解决比较小的技术问题,同时也能够应对那些只有通过整合各合作者的资源、专业技能和知识才能解决的重大挑战。考虑到如今的经济形势以及日趋激烈的全球竞争,这一点可以说一直都是真理,并且至关重要。

这些合作伙伴关系已经惠及社会的方方面面,在某些领域的成效尤其显著。产-学合作伙伴关系不断地促进关键知识的发现,并最终促成了该知识的传播与应用。通过发展新的预防、检测、诊断、处理和治疗手段,能够显著提升公众健康水平。在这个过程中,学术机构履行了其教育培训、创造和传播知识的使命,而公司则通过提供更多具有创新性和竞争力的产品来达成他们的目标,并为他们的投资者创造更多的价值。

正如哈佛商学院 Gary Pisano 以及其他专家所指出的,生命科学产品的研发与许多其他领域的科技产品的开发和投资大相径庭,其原因就在于研究和开发过程的每一个步骤都蕴含着巨大的不确定性。产-学合作伙伴关系是本着双方互惠互利的原则而不懈努力。尖端的科学知识能够帮助降低产品研发的风险,并设定优先的研究工作。许多产品研发的症结是在于产品本身内在价值的科学问题,这才是能否吸引经同行评议获得政府资助的关键之处。

政府出资解决科学问题往往能够获取双重收益,在产品的研发过程中降低企业投资的风险,并增加生物及化学的关键知识量。例如,"非药物"分子靶点的化学生物学研究,以及用于筛选新分子靶点的化学和生物探针的研发,这其中的每一项都可能成为新药物研发的先导化合物。最后,针对学术型转化科学家所进行的有关产品研发思维和方法的跨学科培训,将会促使他们在其他学术项目中开展更多的合作活动。希望随着时间的推移,这将产生更多的学术性转化科学成果。如前所述,对于大约99%的学术界人士而言,目前企业式思维和方法在很大程度上仍然是他们经历上的"黑匣子"。

高校、企业以及政府科研联合体在过去被视作一种机制,用来加强协调和资源集中,其最终目的就是为了应对那些针对国家安全和竞争力的重大挑战。1987年,14家半导体公司和联邦政府共同组建了最早的科研财团,也就是后来广为人知的"半导体制造技术联盟"(Semiconductor Manufacturing and Technology, SEMATECH; http://www. sematech. org),在联邦政府的大力支持下,SEMATECH致力于半导体的研究和开发,这就是科研联合体最重要的范例之一。该联合体成立的初衷就是解决美国在半导体产业核心竞争力缺失的问题,在当时这被视为国家安全问题。而另一个有前景的模式就是由NIH的临床与转化科学基金(CTSA)(http://www. ctsaweb. org/)建立的学术机构网络。目前NIH的CTSA项目向由60家生物医学研究机构组成的联盟提供资金,这些机构都拥有一个共同的目标,即通过提高临床与转化研究的效率和有效性,最终提升公众的健康水平。目前许多国家CTSA委员会都已经成功建立起来,以期推动全联盟范围内一些重要方针和举措的实施。其中为了鼓励更多的私营企业加入CTSA联盟,许多公私合作伙伴关系委员会也纷纷建立。事实上,NIH已在重点关注这些领域,并且随着新的国家转化科学促进中心(http://www. ncats. nih. gov/)的成立,NIH已经进一步加强了那些着眼于公私合作伙伴关系的项目建设(http://www. ncats. nih. gov/research/reengineering/rescue-repurpose/therapeutic-uses/therapeutic-uses. html)。

对于任何一个个体和机构而言,道德往往就存在于利益当中。在产-学合作伙伴关系中,想要取得成功,恪守严格的道德标准至关重要。而最根本的道德挑战就是潜在的经济利益,对于那些赢得机构、专业人员以及患者个人信任的学者们而言,这些利益可能最终就将归属于他们。然而,还有许多其他的潜在影响因素能够引发道德问题,如个人的承诺、信念、政治以及家庭因素等(见图1)。

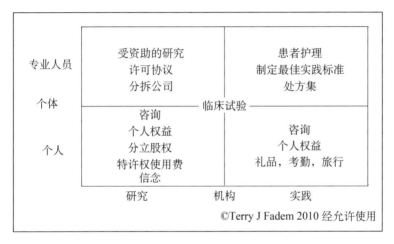

图 1　伦理挑战

企业的商业利益比较容易理解,因为企业的关注点就是如何通过持续投资来使收入和盈利不断增长[7]。一旦产品开发进程到达人体受试者评估阶段,乃至监管部门批准上市之前的最终测试阶段,高校才成为最值得关注的。高校被赋予可驳回的推定权,可以推定可否在其他机构开展人体受试者检验(即高校需要评判在该研究领域有财务利益的研究者,如何以及为什么可以参与到这项研究当中来)。其实,这些担忧是一直存在的。不管是受政府还是企业的赞助,任何技术的商业化进程中都存在类似的机构间的利益冲突。而根据美国贝-多法案以及其他类似的国际条款,高校是能够从这些行为中获益的。

我们面对的挑战之一就是要确保政策制度的一贯性和明确性。这对于任何一方而言都应该是义不容辞的。我们要设立的目标应该是通过避免一切潜在的冲突隐患来消除彼此的疑虑。在监管日益严格的大环境之下，所有的政府机构都想要促成更多的公私合作伙伴关系，以推动创新以及新疫苗、药物和治疗方法的研发工作。

3 结论与建议

企业与高校、政府的合作伙伴关系是经由企业赞助转化研究这种形式来进行管理的。在美国，仅此一项赞助每年就高达数十亿美元。尽管目前尚无具体的统计数目，但是大多数合作研究都与新疗法的临床评估有关，少数是与基础研究和临床前评估有关。目前，制药公司参与的合作伙伴关系的数目要多于器械和诊断设备公司。医疗保健信息技术及服务等新领域往往能够产生许多富有成效的合作伙伴关系，其影响力也在与日俱增，究其原因主要还是因为维持新技术源源不断产生所需的高昂成本正面临着日益窘迫的财政现状。

生物标志物研发、靶点验证以及管理科学等竞争前研究活动的合作伙伴关系，也非常有希望进一步拓展。此外，对合作关系进行商业化管理已经让很多机构成功获益。这些毕竟是商业合作伙伴关系，对于他们的商业利益而言，在控制成本的基础上还是有可能使患者的医疗保健水平方面有所提升。在合作伙伴关系全程中，必须恪守最高的道德标准，并且能够对利益矛盾进行持续性管理。

在衡量合作成果方面，研究范围的拓展以及新产品上市后所获得的那些经得住考证的成就都是不错的指标。如一年一度的大学技术经理人协会关于技术商业化的调查、针对公司赞助的转化研究以及企业与高校之间的合作伙伴关系，我们每年也需要开展国际性调查以记录我们的工作现状和进展。

就建立和维持成功的高价值产-学合作伙伴关系，作者有以下几项建议：

- 在每一项合作关系中都将患者放在第一位——患者的潜在利益在合

作之前就需要予以确立。

● 透明度——公示所有合作关系以及它们对个人和机构的价值。

● 提高整合度——增加高校和企业科学家之间协同工作的机会,使各方对彼此的视角和观点有所了解。

● 有效性——求合作,而非"雇佣";企业可以通过与高校和科学家们协同工作来建立更加有效的合作关系,这与契约式的合作研究机构大为不同。

● 合作关系——在所有学术能力的维度方面进行合作研究关系的拓展,其中包括医疗保健信息技术、临床决策支持和提高医疗保健服务及其相关疗效管理。

● 针对学术界而言,将与企业之间的合作关系当作具有附带责任的商业合作关系来管理。

参考文献

［1］ Macgarvie M, Furman JL. Early Academic Science and the Birth of Industrial Research Laboratories in the U. S. Pharmaceutical Industry ［J］. National Bureau of Economic Research, Cambridge, 2005. http://www. nber. org/papers/w11470.

［2］ Partnership Continuum. Understanding and Developing the Pathways for Beneficial University-Industry Engagement ［M］. University-Industry Demonstration Partnership, 2009. http://sites. nationalacademies. org/xpedio/groups/pgasite/documents/webpage/pga_069334. pdf. p. 7.

［3］ Hughes B. Pharma pursues novel models for academic collaboration ［J］. Nat Rev Drug Discov, 2008,7:631 – 632.

［4］ National Science Foundation's Science and Engineering Indicators 2012. U. S. , Arlington, VA.

［5］ Flam F. CHOP cancer doctors find success with gene drug ［J］. Philly, Philadelphia Inquirer, 2012m.

［6］ Portilla LM, Alving BA. Reaping the benefits of biomedical research: partnerships required ［J］. Sci Transl Med, 2010,2:35cm17.

［7］ A marriage of convenience ［J］. Nat Med, 2012,18:469 – 470.

创新服务和信息工具在提升转化研究效率和质量中的应用

Mary L. Disis[a], Peter Tarczy-Hornoch[a], Bonnie W. Ramsey[b]

[a] 华盛顿大学健康科学转化研究所；[b] 美国华盛顿州西雅图，西雅图儿童研究所

摘要 <<<

　　从发现到治疗的快速转化进程中往往存在许多阻碍，在国家对临床转化研究进行大力投资与支持的背景下，参与转化研究的工作人员正通过优化资源的最佳实践以及全新信息化开发等技术手段，掀起针对这些阻碍因素进行分析研究的热潮。而在加快稀有人群临床试验的实施速率，整合、提高数十个临床基地的研究质量方面，指标与连续流程的改进均发挥了巨大的作用。我们将囊性纤维化病治疗进展网络的案例重构分析作为此方面的实例。另外，对于复杂的临床试验，尤其是那些

Mary L. Disis，MD
美国华盛顿州西雅图，华盛顿大学，女性健康转化医学中心
E-mail：ndisis@u. washington. edu

集成了不同实验室来源的研究数据的工作,往往需要相当复杂的数据管理和分析工具。全美生物信息情报网络是由那些受临床与转化研究基金资助的国家机构发展起来的,它极大地促进了开源工具以及稳健商业产品的快速开发,而这些对于电子病历数据的评估或者大量新生成数据集的管理都大有裨益。通过为临床研究制定标准、开发相应的开源信息产品等研究,这场在美国诞生的转化医学革命将席卷全球。

相较于基础研究,实施临床与转化研究所需要的工具和服务往往要复杂得多。临床研究的实施有赖于训练有素并且精通医疗和监管领域的相关人才。通过将储存临床和实验数据的综合数据库进行整合,从而探索出在干预或者预测病情时一些特定的生物学过程所起的作用。而为了提高经济性,多个团队之间往往共享这些复杂的工具和服务,甚至将其制度化。这些关键的分析工具,尤其是生物信息情报学领域的工具,对于纯学术研究者而言无疑是极其昂贵的。

因此,想要加快临床与转化研究进程,机构和网络必须提供一系列资源和工具。同样地,提高临床研究的质量和安全性也非常必要。在这种系统中投资本身的重要性不言而喻,但在这里我们还将讨论如何在连续流程改进(continuous process improvement,CPI)的原则之下创建资源,从而在不影响品质的前提之下,提高转化研究的效率并降低其成本。由美国国立卫生研究院(NIH)资助的临床与转化科学基金(CTSA)项目也对多机构生物医学信息学进程进行了深入研究,这无疑将改变目前我们使用信息学工具的方式。CTSA 的关注点就在于开发出最优方案的同时,能够获得一些成品化的分析工具,为全世界参与临床转化的研究人员提供综合的信息解决方案。

1 案例分析:临床试验网络重构

临床试验网络(clinical trials networks,CTNs)对于医学和医疗保健的革新进展至关重要。许多疾病的病例数往往非常有限(如许多遗传性疾病),而有些疾病则比较罕见。针对这种情况,CTNs 能够提供足够的人口基数,并且还可以集中资源,确保研究能够在一个合理的时间段内顺利完成[1]。成功网络的关键之处就在于完善的协调中心是网络构架成功的核心,它能够使网络内各单位保持沟通并监控研究进程,以确保受试者的招募及试验的完成。1987 年,麦克阿瑟基金会在其编写的一份报告中概述了在协作工作组或网络环境下进行研究的优势和劣势[2],即使是在 25 年后,该报告的最终结论对于现下的状况而言也依旧适用。CTNs 提供了一个规模更加庞大的患者库,不仅能够确认各单位间的差异性、加强各单位的医学研究、为年轻的研究员创造培训机会,而且 CTN 所有单位积累的丰富广泛的专业知识对于决策也大有裨益。而劣势则在于潜在成本、各机构需求不同所造成的效率低下以及对每一个研究员个体缺乏科学的认识。

CTN 案例研究的一个范例就是囊性纤维化治疗发展网络(cystic fibrosis therapeutics development network,CF - TDN)。该网络力图通过降低成本、提高效率以及规范各单位研究质量等方式来克服上述劣势。CF - TDN 始于 1997 年,其初衷就是为囊性纤维化病的治疗和潜在治愈开辟新途径[1]。该网络已发展至 77 个站点,为了显示对效率和成本意识的重视,CF - TDN 投资开发了基于网络的集成数据系统,以进行临床试验并密切跟进临床研究的指标数据。每个 CF - TDN 研究单位都受到囊性纤维化基金会的资助,这些资金都用于支持网络建设、资助研究协调员以及支付研究员的部分薪水。CF - TDN 各单位必须按季度将指标数据录入数据库,才能获得这些基础设施资助。这些指标数据包括从该单位收到最终协议到机构批准、合同审批、筛选第一位患者之间的天数,以及最重要的每项研究每个单位纳入的患者数量。这些工具和流程都直接促成了 CPI 理念的产生[3]。有关于它们的具体使用将在下文进一步说明。

1.1 如何在网络中使用临床试验指标数据

囊性纤维化临床研究团队利用接收到的指标数据,以确定关键障碍所在,进一步促进与组织内的其他团队合作(如机构审查委员会或合同办事处),最终促成流程的改进。各单位往往都被鼓励发展创新途径以影响指标并跟踪随后的变化,正如 CPI 项目如 Toyota Lean 或 Six Sigma 的应用。这些数据随后在每两年对各单位进行的评估中也得以应用,并帮助确认各单位是否能够继续留在该网络中。从以往的经验来看,绩效数据处于后 10% 的单位不能继续留在该网络中,但是可以在下一次两年审查时重新申请。该数据最终还被用于跟踪每年临床研究实施过程中 CF - TDN 的整体表现。最新的数据分析表明,在 2009—2011 年间,在网络的所有研究中,从最终协议确定到第一位受试者筛选,中位时间从 209 天减少到 182 天,加快了近一个月。

1.2 如何在网络中使用临床试验指标数据

在 77 个单位的实际应用中,无论是在启动时间还是在受试者成功纳入方面,指标数据均显示出明显的变异性。研究启动的数据如图 1 所示。在

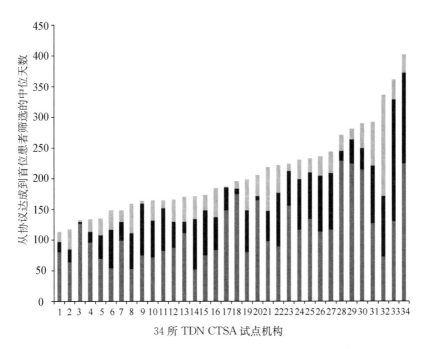

图 1　在所有 34 所机构中,从研究启动到首位患者筛选的时间变异性都是 CF - TDN 的一部分。34 所机构的复合启动时间中位数如图所示。这些指标来源于 58 所已完成的多中心临床试验,其中纳入了 2007—2011 年共 3.5 年间的囊性纤维化病患者。总中位时长分为 3 个组成部分:从监管协议到 IRB 批准中位时间(灰色),从 IRB 批准到站点激活的中位时间(黑色),从站点激活到首位患者筛选的中位时间(浅灰色)。

符合质量改进原则的前提下，CF－TDN利用这些数据来降低变异性，以期促进所有单位获得最佳实践。而为了评估最佳实践，依据各单位的临床试验指标，有9所CTSAs的CF－TDN站点最终得以纳入评估。这些指标来源于2007—2011年间进行的58项多中心临床试验。通过对上述站点进行参观学习，以及使用一套标准的调查问题进行采访，我们收集了一些与最佳实践和成功变量相关的信息[4]。最终，我们确认了所有9个站点的关键成功变量，主要集中在三个领域当中，包括高效的流程、良好的人力资源（招聘、培训、动员）和制度层面、临床诊疗与研究之间的沟通层面、患者参与临床研究的招募层面上的研究（见表1）。其他相关的重要成功影响因素还包括整个研究团队及机构之间的开放性交流、支持工作流程的最佳信息技术，以及应用强大、适时、透明的衡量方法来推动改进。

表1　高成效站点的关键要素

研究小组构成	机构构成
多级领导团队结构	机构成熟的研究文化
高效团队合作	成功的沟通
长期岗位上训练有素的员工	信息技术的有效应用
客户服务意识（团队和机构）	优化的工作流程排序
周全的招聘政策，找到"恰当"的人	强大的CPI机构文化 使用透明标准推动改进 支持商业化方法的财政系统

1.3　如何利用基准数据开发工具和培训方法推动整个系统的质量提升

定性研究项目的另一个目标就是在开展基准工作、总结最佳实践的同时对临床研究团队进行培训，包括质量提升方法以及建立最佳实践的工具。为此，CF－TDN创建了一项名为临床研究电子质量改进计划（electronic Quality Improvement Program for Clinical Research，eQUIP－CR™）的自学课程，这是一种基于网络且适合自学的系统。该系统包括一个详细的方案评估表（确定需要改进的地方）和评估说明、模板以及针对流程改进技术的具体案例分析,如根本原因分析和流程映射[5]、面向临床研究人才的培训计划、提高录用率的工具[6]以及受试者样本满意度和研究意识调查问卷。该课程由一个基于网络研讨会的培训项目以及一个辅导项目提供支持。

2　信息技术将提升临床与转化研究的创新与质量

加速转化研究进程就需要能够快速访问大量的数据。此外,要使决策与流程的改变无缝对接,CPI 就必须依赖于连续不断的精确数据流。NIH 的 CTSA 项目已经认可了生物信息情报学在促进临床与转化研究中的关键作用,并要求在所有 CTSA 单位建立生物信息情报学核心机构。在过去的几年中,生物医学信息研究人员以及 CTSA 生物医学信息核心机构已经确认了临床与转化研究的一系列需求。初步的定性研究使用了临床信息学方法,确定了一系列广泛的主题(见表 2)[7-9]。有些主题涉及人力和组织问题,关乎信息学干预措施的成败,例如增强研究人员和开发人员之间的沟通及通信、公共工作区域的划分,以及环境因素(即行政和管理架构、制度支持、技术支持、培训、资金)等。有些主题与特定的生物医学信息工具本身直接相关,如使用通用工具进行数据管理(如电子表格)所带来的挑战、缺乏管理和分析大数据集的相关支持。此外,还需要以下支持:一系列核心服务和工具、数据整合和分析、安全架构、改进了的元数据和数据源、交互操作性和数据交换以及数据标准等。围绕着转化与临床研究项目的不同的发展与执

表 2　加快研究进程所需的常见转化信息学环境与技术

环境需求	技术需求
研究人员和开发人员之间加强沟通	管理、整合并分析大量数据集
加深对生物和信息学交叉点理解的公共工作区	一套横跨临床和转化研究所有领域的综合工具
对于系统、技术人员和培训的制度支持	方便数据交换的互操作系统
促进研究员自身培训的持久性	数据标准与安全

行步骤,可以将那些经常性的生物信息情报需求以及由跨 CTSAs 机构开发的工具整合起来,即假设生成、研究启动以及研究项目的实际执行。

2.1 生物信息对于加速假设生成的重要性

随着电子病历(electronic medical records,EMRs)的使用日益增多,丰富的临床数据也能够以电子形式提供,这显著促进了假设的生成。然而,EMRs 的设计初衷并不是就研究目的来查询或者采集数据。目前,已建成的临床和研究资料库能够使研究员采集医学数据,包括从单机构解决方案(如斯坦福的 STRIDE 系统[10]),开源解决方案(如 i2b2 开源库[11]),以及商业解决方案。而在查询复杂数据方面所面临的挑战往往意味着研究员在采集所需数据方面需要帮助。但值得注意的是,这些方案的成本/工作量显著低于手工图表。此外,由于目前的电子病历含有大量无结构的叙述性文本(如住院史和体查结果),有将近 50% 的数据是需要进行自然语言处理和文本挖掘。例如,在大多数卫生系统中,吸烟史并不是一个离散编码的数据元素,因此需要研究者了解患者的个人史以收集相关信息。另外,为了快速获取足够大小的研究样本量,最好的方法就是整合各机构的数据。这种整合需要系统与各方进行"沟通",并且各方需要使用通用的语言元素来描述现有的数据。无论是制定国家以及国际标准,还是与全美卫生信息技术协调办公室领导的联邦工作协调运作,CTSA 项目在其中都发挥了关键作用。

临床数据库的另一个重要用途就是帮助研究者找到合适的受试者和(或)生物样本。如果能够将研究的合格标准表达为数据库的查询,那么就可以开发出一种能够对临床系统中符合条件的受试者进行持续性监控的工具(由机构审查委员会监管及批准)。在系统中内置的自动标记能够为研究协调员找到这些个体。这样的定制工具已经在某些特定的 CTSA 机构得以实施。如果合格标准主要是依靠数据存储库中的那些离散可计算的数据(如年龄、药物、诊断、实验室检查数据),那么这些系统将会运行得非常好。如果合格标准是以叙述性的(如家族史)或者无法采集到的(如某些环境暴露史)数据形式,那么这些系统往往运行效果不佳。为了应对这些挑战,范德比尔特大学的研究人员创建了一种名为"研究匹配"(www.

researchmatch. org)的工具,允许潜在的受试者在网站上注册并自愿参与到人体试验中。一旦当地的机构审查委员会批准提交该研究计划,则志愿者和研究人员就能够相互沟通并依据志愿者的研究概况,确认某项特定的研究方案是否适合于该个体。"研究匹配"是一项国家级工作,目前已经招募了成千上万名志愿者,同时也促进了人们对临床试验重要性的认识。

在生物样本采集方面,表现为同一种合格标准查询模型的受试者能够被识别出来,而且为了支持这种工作流程,目前许多机构都开发了相应的定制系统。有些受试者的生物样本在去除身份信息之后就被丢弃(如常规治疗所产生的一些残血样本),其中往往带有一些不可识别的临床数据。而对于一些研究而言,获取这样的血样也是有用的。在这种情况下,并不存在审查电子病历以确认是否合格的情况,该系统只有在合格标准能够表达为查询时才可以运行。在此之前,需要询问患者是"选择参加"还是"选择退出",以确定他们的标本是否能够用于科研目的。举一个与这种研究相关的例子:采用年龄在18~40岁、新近被确诊为乳腺癌女性的血样,以期开发出血清癌症标志物的检测方法。对于那些与可识别信息相关的前瞻性标本收集,又或者要求获取某研究特定的样本,这些都需要经过患者的知情同意。在这种情况下,由于已知患者的信息,因此在获取相关研究标本之前进行电子病历的合格审查或者使用丢弃样本,都是可行的。

2.2 生物信息学如何帮助研究的启动与设计

在转化研究的探索阶段,研究者需要探索执行该研究的可行性,并试图找到相关的专业知识以协助解决研究设计、相关科学以及患者招募等方面的问题。为了满足探索阶段的需求,目前已经开发出来的生物信息工具包括寻找潜在合作者、开源且商业性的去身份临床数据存储库工具,以及能够进行队列识别、功效计算并且估计受试者和(或)样本增长率以及倍数的查询工具。例如:在某个机构,每年被诊断为多发性硬化症的新发病例有多少?对于罕见病而言,在多个站点而不局限于单个站点查询这些疾病类型的总数,也是非常必要的。CTSA项目正在运行一个试验系统[12],其中涵盖了10个站点及1 500万患者,通过查询诊断获得其合计数。此外,如上所述,目前已开始允许对 i2b2(哈佛)和 Amalga(微软)等电子病历数据库进行数据挖掘。

2.3　生物信息学如何提高进行中的研究数据质量

在研究进行期间,研究人员需要采集一些无法从其他电子资源中获取的特定数据。这种类型的数据范例包括给予受试者调查问卷,或者特异性研究详细的医学家族病史。对于大规模研究以及为药物获得监管部门批准所进行的研究而言,目前已开发出临床试验管理系统(clinical trial management systems,CTMS)并已投入市场销售。由于这些大型研究通常都是多机构性的,CTMS 往往实行集中管理且各站点均可通过远程访问的形式参与其中。这使数据的收集、管理和分析都变得非常高效。不幸的是,在一个中央式系统中,个体研究站点不可避免地会复制数据,这些数据往往来源于类似于 CTMS 的电子病历类型的数字资源中,从而造成了重复工作。个别机构也购买了多个商业 CTMS 系统之中的一种,并将软件与当地计费和电子病历系统对接,最大限度减少了重复数据的录入。高昂成本和复杂性也都是限制这些系统应用的重要因素。更普遍的是,调查人员使用的往往都是那些易于采用、功能受限且专注于电子数据采集的工具。许多商业和开源工具的主要功能就是小规模临床试验的电子数据采集[13]。有一种使用非常广泛的基础工具是来自范德比尔特[14]的开源工具——REDCap 临床数据管理系统,它不仅是一种流程方法,同时也是一种适用于电子数据采集的工具。在所有 CTSA 机构中,在实施临床试验时使用 REDCap 已经成为一种标准。

3　结语

临床与转化研究需要大量的资源和工具,涵盖的学科范围非常广泛,同时也需要对复杂数据集进行分析。系统优化和新信息解决方案的开发都需要多团队合作,这为关键问题的解决带来了丰富的专业知识以及探索性的思考。CTSA 网络为全美的专家们提供了一个论坛,而在这里能够处理许多阻碍临床与转化进程加速的根本问题。目前,全世界很多研究项目都在使用该网络所支持的解决方案。

致谢

所有作者获得了 NIH 的资助:UL1TR000423。

参考文献

[1] Goss CH, Mayer-Hamblett N, Kronmal RA, et al. The cystic fibrosis therapeutics development network (CF TDN): a paradigm of a clinical trials network for genetic and orphan diseases [J]. Adv Drug Deliv Rev, 2002,54:1505 - 1528.

[2] Kraemer HC, Pruyn JP. The evaluation of different approaches to randomized clinical trials. Report on the 1987 MacArthur Foundation Network I Methodology Workshop [J]. Arch Gen Psychiatry, 1990,47:1163 - 1169.

[3] Marshall BC, Penland CM, Hazle L, et al. Cystic fibrosis foundation: achieving the mission [J]. Respir Care, 2009,54:788 - 795,discussion 795.

[4] Pawson R, Greenhalgh T, Harvey G, et al. Realist review—a new method of systematic review designed for complex policy interventions [J]. J Health Serv Res Policy, 2005,10(suppl 1):21 - 34.

[5] Liker JK. The Toyota Way [M]. New York: McGraw-Hill, 2004.

[6] The Dartmouth Institute Microsystem Academy. Clinical microsystems toolkits: workforce development [R]. 2012. http://clinicalmicrosystem. org/tool-kits/ workforcedevelopment.

[7] Anderson NR, Lee ES, Brockenbrough JS, et al. Issues in biomedical research data management and analysis: needs and barriers [J]. J Am Med Inform Assoc, 2007,14: 478 - 488.

[8] Ash JS, Anderson NR, Tarczy-Hornoch P. People and organizational issues in research systems implementation [J]. J Am Med Inform Assoc, 2008,15:283 - 289.

[9] Lee ES, McDonald DW, Anderson N, et al. Incorporating collaboratory concepts into informatics in support of translational interdisciplinary biomedical research [J]. Int J Med Inform, 2009,78:10 - 21.

[10] Lowe HJ, Ferris TA, Hernandez PM, et al. STRIDE—an integrated standards-based translational research informatics platform [J]. AMIA Annu Symp Proc, 2009,14: 391 - 395.

[11] Murphy SN, Weber G, Mendis M, et al. Serving the enterprise and beyond with informatics for integrating biology and the bedside (i2b2) [J]. J Am Med Inform

Assoc，2010,17:124 - 130.

［12］Anderson N，Abend A，Mandel A，et al. Implementation of a deidentified federated data network for population-based cohort discovery ［J］. J Am Med Inform Assoc，2012,19:e60 - e67.

［13］Franklin JD，Guidry A，Brinkley JF. A partnership approach for electronic data capture in small-scale clinical trials ［J］. J Biomed Inform，2011,44:S103 - S108.

［14］Harris PA，Taylor R，Thielke R，et al. Research electronic data capture (REDCap)—a metadata-driven methodology and workflow process for providing translational research informatics support ［J］. J Biomed Inform，2009,42:377 - 381.

社区参与研究的 HealthStreet 模式：
全美与国际应用前景

L. B. Cottler[a], C. W. Striley[a], C. C. O'Leary[b], C. W. Ruktanonchai[a],
K. A. Wilhelm[c]

[a] 美国佛罗里达州盖恩斯维尔，佛罗里达大学医学院与公共卫生和卫生职业学院，流行病学教研室；[b] 美国密苏里州圣路易斯，密苏里州健康素养所；[c] 澳大利亚新南威尔士，圣文森特医院，市健康项目，圣文森特城市精神卫生研究所

摘要 <<<

　　1989 年，美国国立卫生研究院(NIH)资助位于美国密苏里州圣路易斯的华盛顿大学开展了一项社区推广活动，一种被称作 HealthStreet 的社区参与模式就此起步。2008 年，HealthStreet 拓宽了其服务范围，其中就包括建立一个被用作

Linda B. Cottler, PhD, MPH
美国佛罗里达州盖恩斯维尔，佛罗里达大学医学院流行病学系，公共卫生和卫生职业学院院长，教授兼系主任
E-mail：Lbcottler@UFL.edu

社区行动基地的实际站点(办公室)。社区卫生工作者(community health workers,CHWs)联络社区成员,对他们的健康需求、健康和邻里问题以及他们对患者直接参与研究的态度进行问卷调查。基于这些获取的信息,他们就社区成员所需要的医疗服务给出一些参考意见,并且向其提供参与到相关研究中的机会。2011年11月,作为佛罗里达大学社区参与工作的一部分,HealthStreet在盖恩斯维尔(美国佛罗里达州)正式启用。从2009年1月到2012年7月,圣路易斯和盖恩斯维尔的HealthStreet社区卫生工作者们与超过7 100名社区成员取得了联系(其中83%为少数族裔),其招募和纳入研究的比例相当之高。受访者们对研究的态度相当积极,并且整个地区的健康问题和状况也趋于一致。对于HealthStreet以及其他派遣社区卫生工作者接触社区的相关工作而言,他们需要增加研究参与者的多样性、帮助满足社区需求、弥合卫生保健差距,并进一步提高公众健康水平。HealthStreet在澳大利亚悉尼的正式启动亦彰显了其深远的国际影响力。

仅仅在美国,每年进行的临床试验就超过8万项,但是参与者在总人口中的比例还不到1%[1],几乎所有的参与者都来自于非少数族裔群体。其实这是一个全球性的问题。根据6本领先医学期刊的报道,在对美国及海外开展的280项随机对照试验进行回顾后发现,大约2/3的研究都没有提供与研究对象相关的族裔和人种信息[2]。在1/3的报告信息中,只有13%的参与者据称是来自于少数族裔群体。这些试验还排除了妇女、老年人和农村居民样本,最终导致其研究结果并没有考虑遗传、文化、种族、性别、年龄和语言之间的差异性。这些信息的缺失最终会影响新方法在现实环境下的疗效成败[3]。

即便考虑到了少数族裔人口并将他们招募入组,那些限制他们入组的研究标准最终也会将他们排除在外[4,5]。他们被排除在外的原因有很多,其中之一可能就是研究人员和健康专家没有时间或兴趣在研究中考虑或者纳入少数族裔成员[6,7]。当英国和美国的哮喘研究人员被问及他们对将少数族裔群体纳入研究所持的态度时，大多数受访者均表示，招募少数族裔参与者往往需要额外的时间和资源；此外，有些人还认为少数族裔参与者并不可靠[8]。然而，尽管社区领导人对少数族裔成员参与到研究当中是大力支持的，但是他们也同时强调招募必须是在公平和公正的基础之上进行[8]。

另外，其他的挑战还包括运输限制、刚性日程安排所造成的时间限制，以及为参与者提供的奖励过低。除此以外还有心理因素，包括对研究和研究人员的不信任、对研究风险的担忧，以及对临床实验流程缺乏必要的了解[9]。因此，针对某一个社区所进行的临床试验并不一定能够切实反映该社区的健康问题或者利益[9, 10]。

社区参与研究（community-engaged research，CEnR）成功克服了这些障碍，具体而言，CEnR 是一种与社区成员共同合作进行的研究，但并不针对社区成员。本着公平、社会公正、个人增权和包容的原则[11]，CEnR 为社区成员们提供了机会，让他们能够在彼此尊重和坦诚的基础之上建立合作关系[12, 13]。CEnR 最大限度地减少了那些由研究员实施的"直升机项目"。在那些项目中，他们"飞"进社区，收集数据，完成之后又立马"飞"出来，留下的却是破裂的合作关系以及社区的不信任。

CEnR 还要求必须要与参与者们一起分享那些研究获得的知识。有一种方法可以加速将医疗保健知识转化并最终为终端用户所用的过程，即医生们可以通过一站式服务，或者到家服务直接与公众进行交流和沟通。在这些途径中，社区卫生工作者（CHWs）也可以有效评估社区成员的需求及他们所关心的问题，然后将他们匹配到与之相契合的医疗及社会服务，同时也有机会参与到相关研究当中。这方面的努力最终能够在研究人员和社区之间建立信任。

本文将重点介绍 HealthStreet 模式——一种创新性的 CEnR 策略，能够解决上述所有问题。社区的 HealthStreet 模式派遣社区卫生工作人员找到生活在佛罗里达州盖恩斯维尔和密苏里州圣路易斯市两地大都市地区的社区成员,评估他们的健康需求、健康和邻里问题以及对参与研究所持的态度。利用这些信息,社区卫生工作者为社区成员推荐相关的服务,并给他们提供参与到佛罗里达大学(盖恩斯维尔)或者华盛顿大学(圣路易斯)相关研究的机会。这里重点关注其中的方法学以及运营中数据的类型,这些数据可以通过上述方法获得,并最终为 CEnR 提供支持。其中也会就目前的纳入研究现状对人群特征进行呈现和比较。同时,我们还会对澳大利亚悉尼新近成立的 HealthStreet 进行简短的描述,以强调 HealthStreet 作为一种国际性模式的可复制性。

1 方法

HealthStreet 模式开始于 1989 年,最初是由美国国家药物滥用研究所(隶属于 NIH)资助,其目的就是为了找到圣路易斯的社区成员,并给他们提供参与到针对药物和酒精干预研究的机会。圣路易斯华盛顿大学参与了 NIH 资助的临床与转化科学基金(CTSA)项目。就在 2008 年 5 月,作为该基金社区参与活动的一部分,一个致力于解决所有健康问题领域的扩展模式正式启动。Dr. Linda Cottler 是圣路易斯 HealthStreet 模式的创始董事,也是本文的共同作者之一。2010 年她新迁到佛罗里达州的盖恩斯维尔大学,并在 2011 年底建立了 HealthStreet,将其作为佛罗里达大学 CTSA 项目社区参与工作的一部分。现在,HealthStreet 已经在悉尼紧锣密鼓地开展起来,美国以及世界各地对该模式的兴趣与日俱增(见图 1)。HealthStreet 各个模块已经在其他四个 CTSA 站点开始实施,其中就包括社区参与项目的前哨网络,作为 CTSAs 的合作项目,其有效地提升了 CTSA 联盟中 61 家高等院校保健中心(AHCs)的社区参与度[14]。

HealthStreet 既是一种概念也是一个试点。它有三个主要目标:依据人们的需求和关注点来提供服务,提供参与到健康研究的机会,以及在研究员和社区之间建立必要的信任。这些工作的核心就是那些社区成员,他们在 CHWs 践行该模式的同时接受了培训、训练和指导。社区卫生工作者利

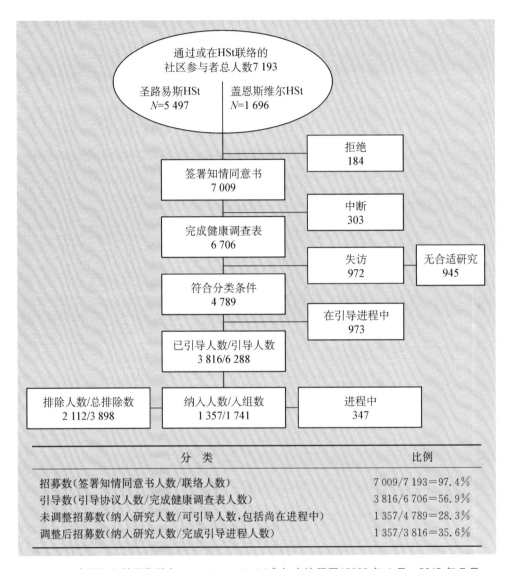

图 1　圣路易斯和盖恩斯维尔 HealthStreet(HSt) 参与者流程图（2009 年 1 月—2012 年 7 月，圣路易斯 HSt 始于 2009 年 1 月，盖恩斯维尔 HSt 始于 2011 年 11 月）

用流动工作车来与整个社区的成员进行接触联络，他们分散在公交车站、公园、杂货店、教堂、零售中心、庇护所、洗衣店、健康展览会以及社区服务机构。更重要的是，CHWs 能够让社区中缺医少药以及代表性不足的人群参与进来。

CHWs 在自我介绍之后，会征求社区成员的同意以评估他们的需求和关注点。有兴趣者可以签署一份书面同意书（由出资的 AHCs 的机构审查委员会核准）。参加者随后会接受时长 15 min 的健康调查，涵盖了人口学特征、对研究所持态度、参与研究经历、医疗史、健康及邻里问题、简单的药物和酗酒历史、目前正在使用的药物以及接受的治疗。基于这些信息，社区卫生工作者将社区成员转介到相关的社会和医疗服务。参与者在了解了相关的调查研究之后，经与研究协调员沟通会将符合条件的成员匹配到相关研究当中。经过详细的研究筛选流程，最终根据他们所匹配的研究签署相应的知情同意书。

  HealthStreet"引导员"随后会联系参加者，并定期追踪他们的状况。该过程会有 30 天的密集随访期以确定转介后的成果，如果有必要也将转介至另一项研究。同时，HealthStreet 也为所有参与者提供了免费服务和课程信息。在圣路易斯，一种基于网络的系统被用来输入和存储社区成员所提供的信息，同时还将他们与那些合适的可申请研究相匹配。而盖恩斯维尔也正在对其门户网站的使用进行评估。

2 结果

2.1 跟踪过程

  由于我们在各个阶段都对个体进行追踪随访，因此能够呈现所有个体在删除重复数据之后的信息，即涵盖了从最开始的联络阶段到最终被纳入到某项特定的临床试验阶段（见图 1）。这也是我们第一次能够同时呈现两个 HealthStreet 站点的数据。截至 2012 年 7 月，CHWs 人数已经达到 7 193 人；其中 76.4% 来自圣路易斯，23.6% 来自于最近成立的盖恩斯维尔 HealthStreet。虽然只有 2.6% 的社区成员拒绝参与进来，但是仍有 4.2% 的人无法完成第一次沟通，主要是因为没有足够的时间来联络。另外还有 1 917 人失访或者无法匹配到某一项研究，因此总共只有 4 789 人有资格受到指导或被"引导"参与到相应的研究中。在这部分人群中，有 3 816 名受访者被引导到一项或者多项研究当中，引导率达到了 56.9%。值得注意的是，1 357 名社区成员被纳入到研究中 1 741 次，未经调整的纳入率达到了 28.3%，而在导向过程中进行调整后纳入率达到 35.6%。

2.2 首要健康问题

表 1 按照年龄和性别进行分层，显示了社区成员最常见的五种健康问题。对于所有的年龄阶段而言，高血压和糖尿病是两大首要健康问题，不过那些 30 以下提到高血压和体重控制的女性除外。此外，低于 30 岁的男性和女性将哮喘列为五大问题之一。而 30 岁以后心理健康则成为一个重要问题，并且在 59 岁的男性和 49 岁的女性中持续存在。而在 60 岁以后，关节炎则成为五大健康问题之一。男性 30 岁以后和女性 50 岁以后，心脏疾病成为他们担忧的问题之一。

2.3 服务提供

那些与两个 HealthStreet 站点取得联系的个体已被匹配到超过 12 000 项服务中，其范围包括从政府支持的医疗保健中心到医疗院、施舍处、住房、性传播疾病检测点、老年护理、刑事司法服务、牙科护理等。现场的社区卫生工作者都已经对参与者进行了例行血压检查，两个 HealthStreet 站点的工作人员也帮助社区成员完成就业申请，并在服务过程中提供营养咨询。

表 1 经圣路易斯和盖恩斯维尔 HealthStreet 社区招募人员的五大健康问题，依据性别和年龄（10 年档）分类[1]

序号	<30 岁 (n=1 358)		30～39 岁 (n=991)		40～49 岁 (n=1 196)		50～59 岁 (n=1 178)		≥60 岁 (n=386)	
	女性	男性	女性	男性	女性	男性	女性	男性	女性	男性
1	高血压	糖尿病	高血压	高血压	高血压	高血压	高血压	高血压	高血压	高血压
2	体重	高血压	糖尿病	糖尿病	糖尿病	糖尿病	糖尿病	糖尿病	糖尿病	糖尿病
3	糖尿病	癌症	体重	癌症	体重	心脏病	心脏病	心脏病	心脏病	心脏病
4	哮喘	心脏	癌症	心脏	癌症	癌症	体重	癌症	哮喘	哮喘
5	癌症	哮喘	心理健康	心理健康	心理健康	心理健康	癌症	心理健康	癌症	癌症

注：[1] 针对那些调查中提到至少一项问题的受访者

2.4 纳入特征

表 2 依据纳入时状态对 HealthStreet 受访者进行了分类。与未被纳入者相比,被纳入到研究中的通常都是男性、年长者以及非少数族裔人士,且大多数处于分居、离婚或丧偶状态、受教育程度更高、目前失业,以及最近有过就诊经历。

表 2　2012 年 7 月经 HealthStreet 招募的被纳入者与未被纳入者的特征比较[1]

人口学特征	被纳入者(%) ($n=1\,357$)	未被纳入者(%) ($n=2\,112$)	*P* 值
女性	53.7	58.4	0.007
平均年龄(岁)	42.7 ± 13.4	38.5 ± 13.7	$<0.000\,1$
报道的民族/种族			
亚洲人	0.5	0.2	$<0.000\,1$
非裔美国人	76.5	83.6	
高加索人	18.8	14.4	
其他人种	4.2	1.8	
少数族裔	81.4	85.7	0.000 7
西班牙/拉丁美洲人	1.4	2.0	0.18
婚姻状况			
未婚	59.9	66.2	$<0.000\,1$
已婚	12.2	13.1	
分居/离异/寡居	27.9	20.7	
受教育状况			
高中以下学历	22.0	25.0	0.000 1
高中学历	38.9	43.0	
高中以上学历	39.1	32.0	
在职	26.1	33.9	$<0.000\,1$
过去 6 个月内曾就医	65.0	60.8	0.02
过去 12 个月内曾体检	69.3	66.9	0.20
已投保	47.1	52.8	0.003
性传播疾病			
衣原体	7.4	6.2	0.21
淋病	4.7	5.1	0.66

（续表）

人口学特征	被纳入者（%） （*n*=1 357）	未被纳入者（%） （*n*=2 112）	*P* 值
肝炎	5.0	3.2	0.02
疱疹	2.5	1.7	0.13
艾滋病或病毒携带	3.0	1.9	0.04
梅毒	0.6	0.8	0.82
任何上述性病	16.7	12.2	0.000 2
精神健康障碍			
情感障碍	35.3	24.8	＜0.000 1
焦虑	17.9	12.7	＜0.000 1
注意力缺陷障碍或注意 缺陷多动障碍	5.1	3.9	0.11
自闭症	0.3	0.3	0.66
饮食障碍	1.8	1.7	0.73
人格障碍	1.5	1.3	0.66
精神分裂症	4.9	0.8	0.06
赌博成瘾	0.6	4.2	0.04
任何精神健康障碍	39.4	29.1	＜0.000 1
医学疾病			
高血压	33.1	29.1	0.01
糖尿病[1]	10.8	10.3	0.67
哮喘[1]	17.8	19.1	0.36
癌症[1]	9.2	9.3	0.97
体重问题/肥胖	13.8	13.3	0.63
心脏疾病[1]	3.1	1.9	0.03
关节炎	24.4	20.3	0.005
消化疾病	26.6	19.1	＜0.000 1
神经疾病[1]	8.2	6.9	0.14
上述任何医学疾病[1]	33.5	31.0	0.13
最近（过去 30 天内）药物使用			
烟草	43.0	43.3	0.96
大麻	27.3	16.7	0.04
可卡因	1.8	2.5	0.68
阿片类药物	15.2	12.5	0.53
以上任何药物[1]	37.0	25.8	0.05

注：[1] 数据不完整的项目

被纳入者比未被纳入者更可能有肝炎和艾滋病或艾滋病病毒感染史、抑郁和焦虑史、高血压病史、哮喘病史以及消化性疾病史。被纳入研究的受访者也更有可能在近期吸食过大麻。

该项研究最有趣的内容之一是对研究的社区态度和看法的持续评估。如表 3 所示,23.8%的纳入者声称之前也参与过类似研究,而未被纳入者则占 18.3%。另外,被纳入者与未被纳入者对研究本身的回应基本类似:几乎所有人有想要参与到研究当中来,其中也包括那些需要采血的以及需要做基因检测的研究。而对于那些需要参与者服药或者不提供任何经济补偿的研究,他们的参与热情最低。平均而言,报告显示未被纳入的受试者们往往期望更高的研究经济补偿。

表 3　HealthStreet 受试者对研究的看法(依据纳入状态分类)[1]

相关问题	被纳入者($n=1\,357$)		未被纳入者($n=2\,112$)	
	n	%	*n*	%
您曾经参与过健康调查研究吗?				
没有或不清楚	950	76.2	1 571	81.7
有	297	23.8	351	18.3
您会自愿参与那些只询问你健康状况的调查研究吗?				
否	95	10.7	98	9.8
是	793	89.3	898	90.2
研究是否需要查阅您的医疗记录?				
否	68	7.7	65	6.5
是	819	92.3	930	93.5
是否必须对您进行采血?				
否	53	6.0	41	4.1
是	834	94.0	955	95.9
是否要求您提供基因检测的样本?				
否	68	7.7	83	8.3
是	819	92.3	912	91.7

（续表）

相关问题	被纳入者(*n*=1 357)		未被纳入者(*n*=2 112)	
	n	%	*n*	%
是否需要您服用一些药物？				
否	231	26.2	303	30.5
是	652	73.8	690	69.5
是否需要您在医院或者诊所住一晚？				
否	109	12.3	144	14.5
是	776	87.7	850	85.5
是否需要您使用某种医疗设备？				
否	81	9.2	80	8.0
是	802	90.8	915	92.0
没有酬劳您是否会参与我们的研究？				
否	218	27.5	291	32.6
是	576	72.5	602	67.4
您对调查研究感兴趣吗？				
一点都没有	10	1.3	6	0.7
也许	160	20.1	196	22.0
绝对有	626	78.6	690	77.4
对于参与 1 小时、半小时、询问病史以及需要采血的研究，您认为分别给予多少报酬比较合理？	72.56(±117.67)美元		84.62(±132.12)美元	

注：[1] 表示数据不完整的项目

3 讨论

CTSA 项目是 NIH 在 2006 年设立的，而其社区参与项目目前也得到越来越多的关注。因此，为了与社区建立新的合作关系，AHCs 必须积极寻求新的方法。许多 AHCs 都将他们的主要精力投放在基于实践的网络或者与联邦、各州以及非营利机构之间的合作伙伴关系之上，而我们的模式则是创造一种能够切实鼓励社区成员参与的方法。

目前,世界范围内鲜有机构针对受试者的招募协议和策略进行研究,并要求这些受试者不属于医疗系统或者目前没有接受专业治疗。其中一个方法就是利用网络登记,在没有联系任何工作人员的情况下,个人登录网站并填写他们的终身病史。就那些对特定研究非常感兴趣且积极性很高的志愿者而言,这种被动策略无疑是最理想的方法,但是该方法并不能使受试者群体多元化。因此,登记信息所呈现的结果也不具备概括性,并且研究发现也很难转化为常规临床实践。

HealthStreet 是 CEnR 的一种模式,通过前往人们居住的社区直接沟通,将研究发现转换为简单易懂的名词和概念,同时建立彼此间的信任并增加志愿者参与到研究中的机会。HealthStreet 已经为圣路易斯和盖恩斯维尔这两个地理区域中不具代表性的人群提供了很多有效的医疗建议。从超过 7 100 名参与者中收集到的数据不仅有力地支持了这种创新性方法,而且还传递了健康信息,同时又给参与者提供了接受服务和参与到研究当中的机会。这样,这些社区参与者从地理位置到种族、年龄甚至研究兴趣均具有多样性。

HealthStreet 将许多社区成员转介到他们所需的各种服务,而报告称参与者们对于这种转介普遍满意。针对服务的效果和满意度,我们也刚开始使用一种更严格的方式进行评估。根据社区成员的反馈,我们也正在积极寻求更多接受服务、教育和加入研究的机会以满足他们的需求。

能够接触到少数族裔为主的人群,并且为他们参与临床试验扫清障碍是我们项目的主要成就。从 CTSA 网络的 6 000 名参与者的数据来看,少数族裔群体对于参与研究的态度普遍积极[14]。我们将这种信息传达给社区卫生工作者,使他们能够进一步关注参与者的意愿。

目前,在研究纳入环节有一个早期且不变的发现,即参与兴趣高与纳入比例低之间的脱节,这说明临床研究还未跟上社区的需求。另外,较为典型的是参与研究的报酬远低于社区成员的期望值。尽管这种脱节可能会延续我们过去在社区参与方面所遇到的障碍,但是数据和经验显示,只要团队持续稳固并且具有足够的吸引力,就能够最大限度地减少障碍,不过我们也需要警惕障碍再次出现。

社区参与领域不断兴起，不仅要呼吁所有社区参与进来，而且还要衡量结果。一些衡量指标已经投入使用以实时跟踪正在进行的联络、服务以及结果，其目的就是要在美国甚至世界范围内促进 CEnR 科学的发展。

近日，法国巴黎和秘鲁利马研究人员在听闻澳大利亚悉尼将要启动 HealthStreet 的消息之后，对 HealthStreet 模式产生了浓厚的兴趣。HealthStreet 模式将如何在全球范围内的不同环境下开展起来，让我们拭目以待。悉尼 HealthStreet 将是圣文森特医院内城健康计划的一部分，也是健康和社会服务的综合网络中心，能够提供一站式街道办事处和移动工作车使民众获得更多相关、有效的服务，并进一步提升医疗保健质量。通过 CHWs 或者护士对高血压和糖尿病进行初筛，悉尼 HealthStreet 将提升民众对医疗服务的可及性，引导他们接受合适的服务，这与 HealthStreet 最初模式的做法也是一致的。近期新南威尔士大学医学院建立的电子健康多媒体平台也投入使用了，这也是澳大利亚卫生部资助的项目。其设计初衷就是为了增加主数据库的可及性，提供更多关于悉尼市内药物滥用和酒精成瘾的服务、居住以及项目信息，同时还有心理健康药物以及其他一些网络干预手段（http://www.mindhealthconnect.org.au/）。

最近，悉尼的一项利益相关者研究报道了一个关于如何在达到危机点之前找到那些需要服务者的问题。这项研究与新南威尔士大学初级卫生保健与公平中心开展的针对悉尼 HealthStreet 健康影响力评估一起，共同为这项悉尼项目搭建了桥梁[15]。由此我们可以得到一个结论，在健康和社会服务组织之间建立联系将会决定悉尼 HealthStreet 模式的成功与否，这正是 HealthStreet 模式的主要任务之一。

应用 HealthStreet 模式将社区纳入到研究中来，无论在当地、国内还是国际上都是有多种用途的。它建立了一支社区能够参与到研究的社区居民队伍，同时也为那些在医疗和社会服务需求方面没有话语权的人发出了呼求，成了一个能够将研究发现转化为高度集中化的信息中心，并且为社区居民与研究者之间交换信息提供了场所。这种创新的 HealthStreet 模式也因此取得了很好的成效,提高了国内甚至全球的社区健康水平。

致谢

在此,我们要感谢所有来自两个 HealthStreet 站点的社区参与者们,以及分别来自于圣路易斯和盖恩斯维尔的协调员 Erin Murdock 和 Noni Graham。这项工作分别由以下单位和基金支持:华盛顿大学临床与转化科学研究所(UL1 TR000448),佛罗里达大学公共卫生与卫生职业学院及医学院,NIH 国家转化科学促进中心资助的临床与转化研究基金(UL1 TR000064),以及促进社区参与研究项目的社区参与网络(UL 1RR029890)。该项目同时还获得了 NIH 国家心肺与血液研究所(RC2 HL101838)的支持。本文内容仅代表作者本人意见,并不一定代表美国 NIH 的官方意见。

参考文献

[1] Mozes A. Report claims clinical trials miss many populations [R]. Washington: HealthDay News, 2008.

[2] Rochon PA, Mashari A, Cohen A, et al. The inclusion of minority groups in clinical trials: problems of under representation and under reporting of data [J]. Account Res, 2004,11:215 - 223.

[3] Murthy VH, Krumholz HM, Gross CP. Participation in cancer clinical trials: race-, sex-, and age-based disparities [J]. JAMA, 2004,291:2720 - 2726.

[4] Rothwell PM. External validity of randomized controlled trials: 'to whom do the results of this trial apply?' [J]. Lancet, 2005,365:82 - 93.

[5] Charleson ME, Horwitz RI. Applying results of randomized trials to clinical practice: impact of losses before randomization [J]. Br Med J, 1984,289:1281 - 1284.

[6] Ford JG, Howerton MW, Bolen S, et al. Knowledge and access to information on recruit- ment of underrepresented populations to cancer clinical trials [J]. Evid Rep Technol Assess (Summ), 2005,122:1 - 11.

[7] Douglas A, Bhopal RS, Bhopal R, et al. Recruiting South Asians to a lifestyle intervention trial: experiences and lessons from PODOSA (Prevention of Diabetes & Obesity in South Asians) [J]. Trials, 2011,12:220.

［8］ Sheikh A，Halani L，Bhopal R，et al. Facilitating the recruitment of minority ethnic people into research：qualitative case study of South Asians and asthma ［J］. PLoS Med，2009，6：e1000148.

［9］ Striley CW，Callahan C，Cottler LB. Enrolling，retaining and benefitting out-of-treatment drug users in intervention research ［J］. J Empir Res Hum Res Ethics，2008，3：19 - 25.

［10］ Williams MM，Scharff DP，Mathews KJ，et. al. Barriers and facilitators of African American participation in Alzheimer's disease biomarker research ［J］. Alzheimer Dis Assoc Disord，2010，24：S24 - S29.

［11］ Centers for Disease Control and Prevention （CDC）：Principles of Community Engagement ［M］. 2nd，ed. Atlanta：CDC/ATSDR Committee on Community Engagement，2011.

［12］ Adderley-Kelly B，Green P. Strategies for successful conduct of research with low income African American populations ［J］. Nurs Outlook，2005，53：147 - 152.

［13］ Allman RM，Sawyer P，Crowther M，et al. Predictors of a 4-year retention among African American and white community-dwelling participants in the UAB study of aging ［J］. Gerontologist，2011，51：S46 - S58.

［14］ Cottler LB，McCloskey DJ，Agiular-Gaxiola S，et al. Geographic and racial/ethnic differences in community needs，concerns and perceptions about health research：findings from the CTSA Sentinel Network ［J］. Am J Pub Health，2013，103：1685 - 1692.

［15］ Wilhelm K，Wise M，Haigh F，et al. Connecting the dots，finding the gaps：solutions provided by the HealthStreet project （submitted for publication）.

转化研究的评估

Cathleen Kane[a] , Doris Rubio[b] , William Trochim[a]

[a] 美国纽约州伊萨卡,康奈尔大学;[b] 美国宾夕法尼亚州匹兹堡,匹兹堡大学

摘要 <<<

目前,转化研究的评估人员正面临着诸多挑战,其中包括项目和干预措施的多样性、研究时间和科研经费的限制,以及一系列复杂的内在和衍生的利益相关者的影响。设计与实施转化研究评估方案也极具挑战性,因为目前在"转化"的精确定义上尚未达成共识。在临床与转化科学基金(CTSA)的大背景之下,一系列评估转化研究的有效方法已经投入使用,其中就包括流程分析、出版研究分析、成本分析、调查和访谈、定性方法,以及实验和准实验设计等。本文将对上述方法的一些实例

Cathleen Kane,PhD
美国纽约,Weill Cornell 临床转化科学中心,评价助理主任
E-mail:cmk42@cornell.edu

进行阐述。同时，一个致力于探索转化研究的评估方法学的独立研究领域也成功建立起来，即如何鼓励科学研究走向实践或"使科学更科学"（science of science）。因此，转化研究的评价与广义的医学研究之间其实是一种共生关系。在二者均力图发展自身以迎接未来的挑战和机遇之时，这种关系的重要性也就与日俱增。

所谓评估就是系统地采集并评价信息，以对提供与某些对象相关提供有效信息反馈[1]。这里所指的对象就是转化研究，它可以说是一种与转化科学相关的活动或者一种提升转化科学或消除转化障碍的尝试。转化研究的评估与其他可控性较高的研究形式不同，所涉及的项目和干预都比较杂乱，而针对性的评估在其中几乎一成不变地存在着，并且必须是在严格的限制范围内执行。而对于那些针锋相对持相互矛盾观点的利益相关群体而言，评估最终能够为他们提供有用的成果和结论。评估的目的多种多样，包括方案的监控和改进、为管理决策提供数据分析，并对项目或者干预手段的有效性提供线索和指导。

评价转化研究的主要挑战之一就是"转化"自身定义不明确[2]，对其真正含义尚未达成共识。有人认为，转化的定义应该限于"基础与临床研究之间的连接"[3]，也有人认为它应该涵盖更广泛的范围，包括从基础研究到对健康影响的全过程[4-6]。而在描述正在转化什么[4, 7-14]，或者转化何时开始、何时结束[8, 9, 13, 15-27]这类问题上也有相当大的差异。此外，对转化研究进行分期的系统也各不相同，其中包括 T2 系统[28]（"两阶段"）到 T3 或者 T4 模式[29-31]。这些定义和概念的差异对评估本身构成了严峻的挑战，并直接促成定义更加准确、过程更具可测性的转化研究"标记"模式的发展[2]，在该模式中，评估过程也能够在众多分期定义框架下进行持续性分析[32]。

1　转化研究评估的类型

"评估"这个词可以被广泛应用到一系列与转化研究相关的活动当中。

比如,在跟踪和监控方面,为了衡量研究进展而联合使用一种或多种指标,这些都可视为一种"监控评估",最典型的就是将其用于项目管理和问责制度。与此相反,一种旨在加强研究者之间协作关系的干预性对照实验也可以被视为一种评估形式,即"评估结果研究"。"前瞻性"(或"事前")评估与"回顾性"(或"事后")评估明显不同,前者所涉及的活动范围非常广泛,其中包括概念化及项目模式发展、需求评价以及可评估性评价;而后者则包括大部分传统的评估活动,如监控和评估。"过程"(或"形成性")评估则主要探讨一种现象是怎样发生的以及干预措施的工作顺序是怎样的,这与"结果"(或"结论性")评估也是大相径庭的,因为后者主要观察一种干预措施或者事件是否会导致结果的发生。

转化研究评估以及其他形式的研究可大致分为观察性、相关性、因果性几类。其实,大多数监控就是观察性的;相关性评估则主要探讨那些与转化进程相关的因素;因果评估通常包括设计并实施对照试验来观察干预措施对转化研究的影响。

负责评估的人员既可以来自项目内部也可以来自外部。内部评估一般在当地组织内部进行,主要是为了快速地获取反馈并监控正在进行的过程;外界评价则主要由那些与受评估项目或者组织没有直接关联的评估人执行,通常都是受相关资助机构之托以确保问责及项目的有效性。

在区分"定量"和"定性"这两种评估方法时,主要依据它们所使用的测量方法的类型。大多数现有的评估手段都趋向于使用一种"混合评估方法"[33],该方法联合或者整合了这两种类型的评估手段。

评估的主要变量可分为两类:核心变量和调节变量。核心变量可以形象的表述为:"更好,更快,更便宜"。转化研究的核心目标之一就是减少某项医疗创新(如药物开发、新设备、治疗方法等)成功投入使用的时间周期短(更快),同时尽量节约成本(更便宜)和保证质量(更好)[29, 34]。而转化研究的调节变量就是那些能够潜在影响核心变量的因素,包括但不限于研究者合作的有效性,临床医生、研究者及从业人员培训,制度支持、政策及基础设施的提升。

2 转化研究评估方法

在 CTSA 评估环境中使用的方法学案例,可以为我们阐释什么是最有前景的转化研究评估方法[35]。

2.1 流程分析

在临床研究中存在一个公认的难题,那就是制定方案且获得机构审查委员会(institutional review board,IRB)批准的时间周期比较长[36,37]。对此,多个 CTSA 机构共同制定并进行了一项研究,针对一些已经成功提交 CTSA 的 IRB 审查的研究方案,对测量研究进程中的一些关键进程点进行标记。相应的时间段则是通过这些关键进程点标记日期之间所花费的天数得出,包括:方案的提交、返回研究员处作同行修订、研究员返回修订稿、IRB 委员会作充分审核、返还给研究员作审核后修订、提交修订后方案及最终获准。这项研究的目的就是在整个 CTSA 联盟内找到一些客观标准,以帮助实施、监控以及规范流程的改进。其他评估则主要关注进入临床试验受试者的增长率[38],以及被纳入已发表的 Meta 分析研究文章(如 Cochrane 合作组织)。图 1 显示的是一个假设的带有主要进程"标志物"的转化连续统一体[2],并举例说明了如何"向下钻取"研究以了解更多详细的子过程,正如 IRB 研究中所示的那样。

2.2 研究文献分析

对于评价研究绩效,文献计量与文章分析都是业界广泛认可的方法[39]。尽管发表的数据本身往往被认为是转化研究的短期"结果",但通过使用共同作者和引文数据,也可以评估跨学科合作的关键"过程"或者"调节"变量。对于评估者而言有一种重要的资源可以使用,那就是诸如 PubMed 和 Web of Science 这样的基准文献数据库,通过比较历史标准及已经建立的各项指标,这些数据库使深入分析成为可能。有了这些数据库,评估人员需要衡量的就不仅仅是文章的发表率,同时也需要考虑被引频次所体现的研究论文质量,即将文章与特定某一时间段的同一杂志或者同一

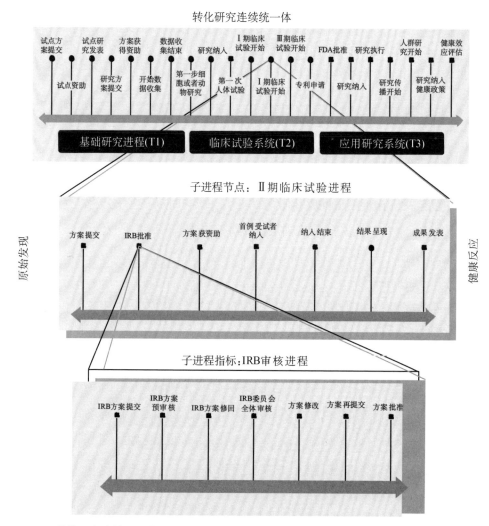

图1 转化研究连续统一体的过程标记模式,所示为子进程实例(改编自 Trochim et al.)[2]

领域中的所有同类型文章进行比较。利用发表的文章数据,目前已制定了许多指标[40],包括以下几个方面。

(1)作者数量或每篇文章的平均作者数量:这些指标包括在某一杂志或者某一领域的文章中能够找到的某作者的姓名总数,以及每篇文章的平均作者数,所反映的是合作的程度。

(2)学科性指标:一种能够反映在一组文章中多学科水平的度量指标,数值范围为0~1,低值反映的是较高的多学科性。

（3）被引频次和 C-指数：计算一组文章的实际被引频次与预期被引频次的比例，其中预期被引频次比较率是建立在同年（编入索引年）同一领域或杂志中同类型文章的基础之上。

转化研究评估人员已经用这样的指标来阐明研究生产力的量（引用频次）和质（同行使用）两大方面。这些文献计量指标能够有效地从规模和学科两个平行角度去评价转化研究的合作程度。在 Web of Science 提供的比较基础的帮助下，CTSA 机构能够确定其研究团队是否具有包容性（如作者数目），以及机构促成的跨专业合作（如学科指数）是否在平均数目之上。而转化研究评估人员也能够在文献计量学等少数领域对基准数据和历史数据进行访问。

2.3　成本分析

投资回报（return on investment，ROI）是一种常用的成本分析方法，用来评估投资或者商业决策的经济成果。绝大多数简单的 ROI 分析都是用增量经济收益除以投资成本，从而得出投资回报率。在人为控制的类似情况下，投资回报率越高，经济收益也就越多，同样地，所作出的决策或者投资也就越高明。工资与薪金往往被视为直接成本，并且可以直接计入投资总额当中（如 CTSA 资助的转化研究研究方案）。新近收益或者回报的计算值也可以被纳入评估，只要能够在一段有效时间内对其进行追踪，并且能够将其与某项具体的投资联系起来（如 CTSA 资助的转化研究研究随后成功争取到了更多的联邦投资）。这种分析是非常有用的，但当我们逐步从投资回报率中认识到经济价值的几个重要维度后，分析的复杂性也就随之增加。美国罗切斯特大学医学中心（University of Rochester Medical Center，URMC）是入选 CTSA 的第一批机构之一，在 URMC 进行的一项成本分析研究就是一个很好的例子，主要关注某个 CTSA 项目对于当地经济所产生的计划溢出效应[41]。作为该研究启动阶段的一部分，机构领导层推测这笔大额的 NIH 资助不仅能够提升 URMC 支持转化研究研究的能力，并且能够使他们为区域经济做出更大的贡献。在一项正式研究中，对于 CTSA 资助以及其他与资助直接相关的投资，URMC 使用投资回报率来估计它们所产生的直接、间接以及诱导性的经济效应。该分析表明，当地 CTSA 项目直接和间接的催化效应影响了总值约 43 亿美元的劳动收入以及超过 600 个工作岗位。

2.4 调查与访谈

调查和访谈是收集众多因素系统信息的一种有效方法，如对服务的需求（即需求评估）或者满意度。该方法也比较灵活，可通过互联网、电话、面对面谈话或邮件等多种形式进行调查。许多 CTSA 项目内的评估人员利用调查和访谈，来收集他们所服务的研究人员以及自己中心受训者的相关信息。例如，一个 CTSA 项目在一年中与数百个研究者协作，那么评估者就会对所有的研究人员（或具有代表性的样本）进行调查，以评估他们的满意度、搜集成功的案例，并听取改进建议来提升支持服务。

CTSA 评估人员使用调查或访谈的范例之一就是受训者评估。其逻辑模型方法着眼于项目的资金流入、培训课程以及短期和长期成果。利用这种方法，针对如何评估转化研究的培训以及如何将它们与临床试验或者基础科学的培训区分开来等问题，Rubio 等[32]建立了一整套的解决模式。在转化研究培训中，来自多个学科的教师通过提供多元广泛的信息，使学员能够了解到基础科学和临床研究究竟包含哪些内容，以及如何将这些信息转化为临床实践。在匹兹堡大学，评估人员对培训学员进行了一年一度的调查，主要评估众多有助于成功的因素。最终，该调查评估团队据此为临床和转化研究人员创造了一种成功事业模式[42]。而 CTSA 的教育工作组则采取了这种匹兹堡大学模式，并开发出众多与该模式相匹配的评估和度量指标，以期对受训者的职业生涯轨迹进行评价[42]。所有这些举措都提倡使用不同的调查方式来多角度评价受训者在事业上的成功性。

2.5 实验和准实验方法

在评价因果关系时，实验设计显得尤其重要[44]。实验和准实验设计都被推荐用于既定方案或者干预措施，同时通过可控组或者对照组来随机分配参与者。因此，所有转化研究评估人员必须在使用这些设计前评价项目或者干预措施的稳定性；统计学家需要对研究的设计、随机化以及分析方法进行审查。如果干预措施或者项目还处于初期颇具变数的发展阶段,那么这些设计就不太理想了[45]。

实验和准实验设计(以及多元回归分析的运用)正在成为 CTSAs 内部最具前景的新合作性评估方法。例如,2011 年 16 家 CTSA 学术医疗中心实施了一项多站点随机对照试验[46],以评价结构化研究辅导课程是否会明显提高研究导师们的指导能力。相比于对照组导师,干预组(结构化研究辅导课程)导师的指导能力显著提升。参与的转化研究评估人员与项目的利益相关者一致认为,这样的方法有望改进指导干预措施,并为所有 CTSAs 机构所采用。

2.6 定性方法

定性数据可以帮助评价者了解特定的动机、诱因以及背景细节,将一个还处在萌芽阶段的想法从最开始做出的科学假设发展成为一种具体的临床实践(健康影响)。类似于案例分析、访谈以及焦点小组,其定性评价方法的严谨性和设计均比较合理,可以极大促进转化研究的评估工作。而混合方法则联合运用定性和定量方法,并且利用了各自的优势。评估人员采用了许多与转化研究相关的复杂变量,而定性数据则可以通过展示转化研究连续统一体中的各种途径来使定性数据在字面上变得"生动起来"。

比如说,Weill Cornell 医学院 CTSA 项目正在开发一种案例研究方法,可以作为评估的关键组件。每一个"案例"都是一种药物、医疗器械或者一种手术过程,这些都已经被成功转化为临床实践。FDA 批准、Cochrane 报告和医疗保险或医疗补助审批的成功,都能够作为转化研究成功的重要标志。一旦确认这些案例和标志物,评估人员就会进入到一个名为"转化取证"的阶段。为了确定案例的核心内容,他们会利用一些诸如文献综述、专利记录以及数据挖掘等方面的公开信息数据。随后这些信息就被用于识别那些关键参与者,这些参与者接受采访并陈述他们在转化研究中从最初发现点到临床应用整个过程的经历。访谈的数据都经过分析和整理,计算出相关的持续时间长度,转化研究的途径和时间表也就以视觉形式展现出来。

3 转化研究评估的未来

从发现到产生影响，转化研究贯穿整个研究过程。它不仅包括所有的传统研究阶段（基础、临床、应用等），是动态的而不是简单的；也是双向的（例如，可从临床研究回转到基础研究），覆盖了整个研究工作中众多参与者群体。另外，个人只要加入到转化研究连续统一体中的任何阶段，都将被视为转化进程中的参与者。这对于转化研究评估的预期覆盖工作范围而言影响深远。

美国 NIH 的 CTSA 项目是迄今为止在转化研究基础设施和财政支持方面最主要的投资。许多转化研究的趋势及评估都出自这个联盟。例如，已经有建议称，可以将 CTSA 联盟作为一个"虚拟的国家临床转化科学再造实验室"[47]，在其中有多个站点依据同样的评估方案，来评价不同干预措施在加强转化研究方面的有效性。为了给转化研究评估提供高水平的政策引导，来自 CTSA 所有 61 个站点的代表组成了 CTSA 评估关键功能委员会，并为其制定了详细的评估准则[48]。

在转化研究的某些特定实质性领域，CTSA 团体已经对转化研究评估实行了进一步的改进。例如，正如教育关键功能委员会所做的那样[42]，由生物统计学、流行病学以及研究设计（Biostatistics，Epidemiology and Research Design，BERD）组成的关键功能委员会已经制定了一系列指标[49]。而社区参与的关键功能委员会也为那些极具挑战性的评估环境制定了一些解决方案[50]。然而，CTSAs 并不是致力于评估转化研究的唯一实体机构。例如，对于由 NIH 资助的艾滋病毒或艾滋病的临床研究网络，已经在临床试验管理信息系统上做了大量工作，目的就是为了对启动和执行临床试验的过程进行评估[36]。此外，评估的专业领域已经通过健康评估局部利益集团及研究、技术和发展评估团队等，以一种科学管理的形式投入到转化研究领域。所有这些努力都是在积极塑造转化研究评估的未来。

转化研究的定义范围正逐步扩大到转化研究及"针对转化本身的研

究"。从某种意义上来说，所有的研究其实都带有转化性质，因为它们都穿插在转化的连续统一体之中。转化研究评估就是研究转化是如何发生的、影响因素有哪些以及如何才能更好地发挥作用等问题。从转化的定义上来讲，转化研究其实是"科学的科学"（science of science），是一种探索如何激励研究-实践进程的正式研究。同时这个概念还有多个分支，如"科学政策学"[51]、"科学团队学"[52, 53]。评估是转化的元方法，它为领导者和管理者提供所需要的数据，帮助他们就如何改进或影响转化研究做出明智的决策。

致谢

本项目全部或部分地受到美国国家研究资源中心和国家转化科学促进中心（NCATS）的联邦基金的资助；NIH 通过临床与转化科学基金（CTSA）提供资助：UL1 RR024996 和 UL1 TR000457（Weill Cornell），以及 UL1 RR024153 和 UL1 TR000005（匹兹堡大学）。

参考文献

[1] Trochim W, Donnelly JP. The Research Methods Knowledge Base [M]. 3rd, ed. Cincinnati：Thomson（Atomic Dog）Publishing，2006.

[2] Trochim W, Kane C, Graham MJ, et al. Evaluating translational research：a process marker model [J]. Clin Transl Sci, 2011,4：153 – 162.

[3] Cesario A, Galetta D, Russo P, et al. The role of the surgeon in translational research [J]. Lancet, 2003,362：1082.

[4] Devieux JG. Cultural adaptation in translational research：field experiences [J]. J Urban Health, 2005,82：iii82 – iii91.

[5] Baum C. Transition [J]. Occupation Ther J Res, 2004,24：43.

[6] Birmingham K. What is translational research? [J] Nat Med, 2002,8：647.

[7] Fain JA. Making the case for translational research [J]. Diabetes Educ, 2004,30：162.

[8] Dowsett M. Translational research and the changing face of breast cancer [J]. Breast Cancer Res Treat, 2004,87（Suppl 1）：S1 – S2.

[9] Kim R. Internet-based Profiler system as integrative framework to support translational research [J]. BMC Bioinformatics, 2005,6：304.

[10] Liang MH. Translational research：getting the word and the meaning right [J].

Arthritis Rheum，2003，49：720 - 721.

[11] Olatunji BO. Graduate training of the scientist-practitioner: issues in translational research and statistical analysis [J]. Behav Ther, 2004,27:45 - 50.

[12] Stahl A. Positron emission tomography as a tool for translational research in oncology [J]. Mol Imaging Biol, 2004,6:214 - 224.

[13] Watts R. Translational research in autoimmunity: aims of therapy in vasculitis [J]. Rheumatology, 2005,44:573 - 576.

[14] Corrigan PW. Demonstrating translational research for mental health services: an example from stigma research [J]. Ment Health Serv Res, 2003,5:79 - 88.

[15] Fontanarosa PB, DeAngelis CD. Basic science and translational research-call for papers [J]. JAMA, 2001,285:2246 - 2246.

[16] Richards JS. Spinal cord injury pain: impact, classification, treatment trends, and implications from translational research (miscellaneous) [J]. Rehab Psychol, 2005, 50:99 - 102.

[17] Nunes EV, Carroll KM, Bickel WK. Clinical and translational research: introduction to the special issue [J]. Exp Clin Psychopharmacol, 2002,10:155 - 158.

[18] Hightower LE. Introducing Professor Stuart Calderwood, Stress Response Translational Research section editor [J]. Cell Stress Chaperones, 2004,9:1 - 3.

[19] Apolone G. Controversial effect of epoetin in cancer: grounds for a translational research exercise? [J]. Eur J Cancer, 2004,40:1289 - 1291.

[20] Crist TB, Schafer AI, Walsh RA. Translating basic discoveries into better health care: the APM's recommendations for improving translational research [J]. Am J Med, 2004,116:431 - 434.

[21] Pazdur R. Cancer drug development and translational research are high priorities of special workshop [J]. Cancer Biol Ther, 2004,3:703 - 704.

[22] Sugarman J, McKenna WG. Ethical hurdles for translational research [J]. Radiat Res, 2003,160:1 - 4.

[23] Ter Linde JJM, Samsom M. Potential of genetic translational research in gastroenterology [J]. Scand J Gastroenterol, 2004,39:38 - 44.

[24] Clemens JD, Jodar L. Translational research to assist policy decisions about introducing new vaccines in developing countries [J]. J Health Popul Nutr, 2004,22: 223 - 231.

[25] Garfield SA, Malozowski S, Chin MH, et al: Considerations for diabetes translational research in real-world settings [J]. Diabetes Care, 2003,26:2670 - 2674.

[26] Licinio J, Wong ML. Translational research in psychiatry: pitfalls and opportunities for career development [J]. Mol Psychiatry, 2004,9:117.

[27] Buckley NA, Eddleston M, Dawson AH. The need for translational research on antidotes for pesticide poisoning [J]. Clin Exp Pharmacol Physiol, 2005, 32:999 - 1005.

[28] Sung NS, Crowley WF Jr, Genel M, et al. Central challenges facing the national

clinical research enterprise [J]. JAMA, 2003,289:1278 - 1287.

[29] Westfall JM, Mold J, Fagnan L. Practice-based research-'Blue Highways' on the NIH roadmap [J]. JAMA, 2007,297:403 - 406.

[30] Dougherty D, Conway PH. The '3T's' road map to transform US health care [J]. JAMA, 2008,299:2319 - 2321.

[31] Khoury MJ, Gwinn M, Yoon PW, et al. The continuum of translation research in genomic medicine: how can we accelerate the appropriate integration of human genome discoveries into health care and disease prevention? [J] Genet Med, 2007,9:665 - 674.

[32] Rubio DM, Schoenbaum EE, Lee LS, et al. Defining translational research: implications for training [J]. Acad Med, 2010,85:470 - 475.

[33] Greene JC, Caracelli VJ, Graham WF. Toward a conceptual framework for mixed-method evaluation designs [J]. Educ Eval Policy Anal, 1989,11:255 - 274.

[34] Balas EA, Boren SA. Managing clinical knowledge for healthcare improvement// Bemmel J, McCray AT. Yearbook of Medical Informatics [M]. Stuttgart: Schattauer Verlagsgesellschaft mbH, 2000.

[35] Creswell JW, Klassen AC, Plano Clark VL, et al. Best practices for mixed methods research in the health sciences [M]. Bethesda: NIH/OBSSR, 2011.

[36] Kagan JM, Rosas SR, Trochim W. Integrating utilization-focused evaluation with business process modeling for clinical research improvement [J]. Res Eval, 2010,19: 239 - 250.

[37] Drezner MK, Cobb N. Efficiency of the IRB review process at CTSA-sites//CTSA Clinical Research Management Workshop [M]. New Haven: NIH/NCATS/CTSA, 2012. www. ctsacentral. org.

[38] Kitterman DR, Cheng SK, Dilts DM, et al. The prevalence and economic impact of low-enrolling clinical studies at an academic medical center [J]. Acad Med, 2011,86: 1360 - 1366.

[39] Rosas SR, Kagan JM, Schouten JT, et al. Evaluating research and impact: a bibliometric analysis of research by the NIH/NIAID HIV/AIDS clinical trial networks [J]. PLoS ONE, 2011,6:e17428

[40] Thomson Reuters. Using bibliometrics: a guide to evaluating eesearch performance with citation data [M]. Philadelphia: Thomson Reuters, 2008.

[41] Gardner K. Impact of award and spillover effects. Rochester, University of Rochester Medical Center CTSA, 2007. www. policyarchive. org/handle/10207/bitstreams/ 11078. pdf.

[42] Lee LS, Pusek SN, McCormack WT, et al. Clinical and translational scientist career success: metrics for evaluation [J]. Clin Transl Sci, 2012,in review.

[43] Rubio DM, Primack BA, Switzer GE, et al. A comprehensive career-success model for physician-scientists [J]. Acad Med, 2011,86:1571 - 1576.

[44] Cook TD, Campbell DT. Quasi-experimentation: design and analysis for field settings [M]. Boston: Houghton Mifflin Company, 1979.

[45] Urban JB, Trochim W. The role of evaluation in research-practice integration: working toward the 'golden spike' [J]. Am J Eval, 2009,30:538 - 553.

[46] Pfund C, House SC, Asquith P, et al. Training mentors of clinical and transla- tional research scholars: a randomized controlled trial (under review) [M]. Madison: University of Wisconsin, 2012.

[47] Dilts D, Rosenblum D, Trochim W. A virtual national laboratory for reengineering clinical translational science [J]. Sci Transl Med, 2012,4:1 - 4.

[48] CTSA Evaluation Key Function Committee. Evaluation Guidelines for the Clinical and Translational Science Awards (CTSAs) [M]. U. S. : National CTSA Consortium Evaluation Key Function Committee, 2012. www. ctsacentral. org.

[49] Rubio DM, del Junco DJ, Bhore R, et al. Evaluation metrics for biostatistical and epidemiological collaborations [J]. Stat Med, 2011,30:2767 - 2777.

[50] Clinical and Translational Science Awards Consortium. Community Engagement Key Function Committee Task Force on Principles of Community Engagement: principles of community Engagement [M]. 2nd, ed. Bethesdsa: NIH, 2011.

[51] Fealing KH. The science of science policy: a handbook [M]. Palo Alto: Stanford University Press, 2011.

[52] Falk-Krzesinski HJ, Börner K, Contractor N, et al. Advancing the science of team science [J]. Clin Translation Sci, 2010,3:263 - 266.

[53] Falk-Krzesinski HJ, Contractor N, Fiore SM, et al. Mapping a research agenda for the science of team science [J]. Res Eval, 2011,20:143 - 156.

展望转化医学的未来：2016 年蓝图

Barbara Alving[a]，戴尪戎[b]，Samuel H. H. Chan[c]

[a] 美国马里兰州贝塞斯达，军事卫生服务大学；[b] 中国上海，上海交通大学医学院，干细胞与再生医学临床转化中心；[c] 中国台湾高雄，中国长庚医学中心，生物医学转化研究中心

现如今，全世界的很多学术医疗中心（academic health ceaters，AHCs）都已经接受并开始全面发展转化医学理念。他们所关注的重点在于培训，建立公私合作伙伴关系，提高临床研究的质量和效率，以及促进社区参与等方面。他们的共同目标就是以一种高效且经济的方式，为患者和社区提供更好的疾病预防和治疗策略。如果 2016 年就是所谓的"未来"，那么在其中我们能够期望发现什么？也许，在 AHCs 领导力、研究者培训计划以及社区参与这三大领域中，我们可以捕捉到一些发展的快照。

2016 年，AHCs 领导层将为研究者们创造更多机会，不仅使他们能够更加便捷地访问核心资源，而且能够接触到专家团队，在进行新研究期间为他们提供咨询服务，这对于他们的实验室和临床工作至关重要。少量的试点资金将常规用于生成更多的研究项目，为获取更全面研究的资助奠定了基础。得益于网络的应用以及研究所需启动程序的简化，再历经适当的审

查,跨学科研究也将以一种富有成效的方式启动并全面开展。

持续的发展和监控流程将保证临床研究的实施效率。而在某项研究启动之时即开始对其进行监控和评估,可确定其是否需要某些特殊帮助。AHCs将建立强大的技术转让办公室来积极挖掘大学实验室的一些新思路,同时提供诸如知识产权这类主题的短期课程和更新。AHCs还将对某些流程进行精简和规范,其中包括民营企业谅解备忘录中的那些不必要的人工和时间密集型流程。此外,AHCs还将根据公认的行为规范,用透明公开的方法化解利益冲突。

转化医学基础设施的通用化将会继续进行。然而,那些致力于特定专业领域的机构正在将许多转化医学的原则应用到他们自己的研究中心和实验室,并且那些通用基础设施也已经到位并投入使用。依靠各中心的专业实力,中国目前已经有超过50家转化医学研究中心成功发展起来并进一步模式化,这些机构将有机会创造转化医学实施新途径并使其日趋成熟。其中一些位于北京、上海、深圳等地的转化研究中心,也将在数量、规模和技术等方面占据明显的优势。

在战略思维、项目管理以及与私营部门的互动等方面,全球的 AHCs 领导层将运用更为有效的原则和工具。他们甚至将与商学院建立更为紧密的联系,确保在学术发展的所有阶段,研究者们都能够接受到这些领域的相关培训。AHCs同时也将探索如何在他们的研究院中奖励并促进团队科学的发展。AHCs将继续接受同行以及其他领域专家们坦诚的意见和建议。转化医学中心接受这项建议的方式之一就是通过外部顾问委员会,该委员会每年将召集数次会议,并对单个中心的工作进行审查。这些委员会的组成人员既可以是其他中心的研究者,也可以是来自生物技术领域的个体,一些慈善家和(或)风险资本家也可以参与进来。这些想法和流程将得以在国际间共享并妥善使用。

对于研究者而言,转化医学培训将成为他们专业训练一部分,或者在自己的职业生涯早期阶段就要起步,因为他们都能参与特定的课程培训或者一些学位授予相关的项目。到2016年,许多这样的研究人员都会接受培训，同时也能够召集团队开展研究和讨论方案。由于在 AHCs 将实行机构审查委员会(institutional review board，IRB)互惠，亦即对于参与到研究中的多个站点，其中某个站点的 IRB 将承担起对方案进行审核和批准的职责，因此他们能够更快地开展多中心的临床研究和试验。而对于那些需要给患者看病的临床医生而言，时间不足仍然是主要限制。但是，PhDs 也会接受开展临床试验方面的培训，并且能够成为领导者或者临床研究团队的关键成员。项目经理加入研究团队，这种概念也会逐渐为人们所接受，并且研究人员在设计和启动研究之时需仔细研究如何才能合理地利用本团队的人才。从设计研究到获得 IRB 的批准、招募和纳入受试者以及录入数据，在应对这些临床研究各环节的挑战之时，基于网络的技术将会发挥关键作用。

AHCs 也会保持在社区的持续存在，聆听社区的需求，并且将社区领导人纳入到与研究相关的决策当中，从而增强在社区的影响力。有效的社区参与需要社会科学和行为科学专家的知识和经验，研究者们在意识到这一点之后，将会组建跨学科团队，便于开展有效的社区参与研究。政府(市、州)、非营利机构以及商业机构目睹了 AHCs 与社区的持久合作，因此与 AHCs 之间的合作也将逐步发展起来。随着社区成员招募和与之协同工作的基础架构的完成，研究者们将就那些与社区成员息息相关的具体健康问题进行研究，如心理健康、心脏疾病、高血压、糖尿病以及癌症等。

目前许多国家对转化研究格外关注，这就意味着每一个开展转化研究的国家都在大力发展基础设施，力图使从基础实验室到社区的成果转化的崎岖之途更为通畅。与转化研究项目相关的资助在未来仍将是保障其进展和持续性的关键因素。在美国，NIH 将继续作为这类工作的主要资助机构。但是，这些资金中 AHCs 资助的份额也会与日俱增，还有一部分是由州和私人资金(包括慈善家的资助)提供的。中国台湾地区在私营企业支持转化工作方面的经验能够为其他的公司和行业树立一个很好的榜样。在中国大陆，政府将继续恪守其为许多机构提供转化研究资金的承诺，这些研究机构也获得来自各省市政府的资助。同时，国家政府将继续强调整体规划，确保更加规范和合理的资源和资金分配。各种各样的资金来源也将显示出各利益相关方对转化研究坚定和持续的认可。

那些接受过转化医学培训的人员将会掌握许多专业知识，他们对医疗保健服务方面的政策制定具有极高的价值。到 2016 年，他们将成为美国国内组织的领导者，就像卫生服务的联邦资助者——医疗保险与救助中心这类组织。在英国，国家医疗保健系统的政策领导者将根据研究和卫生服务方面的进展，进一步指导其战略计划，以期优化临床和社区患者的医疗保健服务。无论是发达国家还是发展中国家，世界各地的民众所面临的慢性非传染性疾病都是类似的。然而，在文化、患者期望值、历史、地理以及人口异质性的大小和程度上，每个国家都各有千秋。尽管如此，每个国家为转化医学所提供的基础设施却极其相似，在国内和国际层面合作的基础上，利用这种平台和理念，有望更加彻底地解决人类健康所面临的主要挑战。

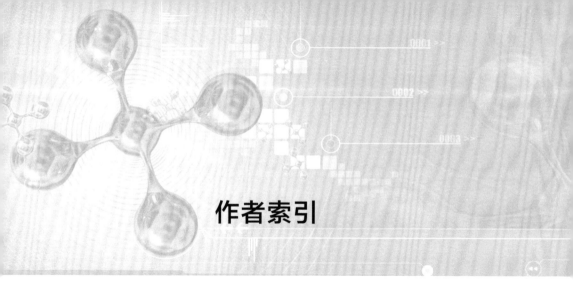

作者索引

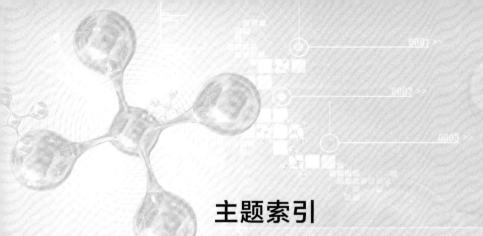

主题索引